働く人へのキャリア支援

宮脇優子 編著

働く人の
悩みに応える
27のヒント

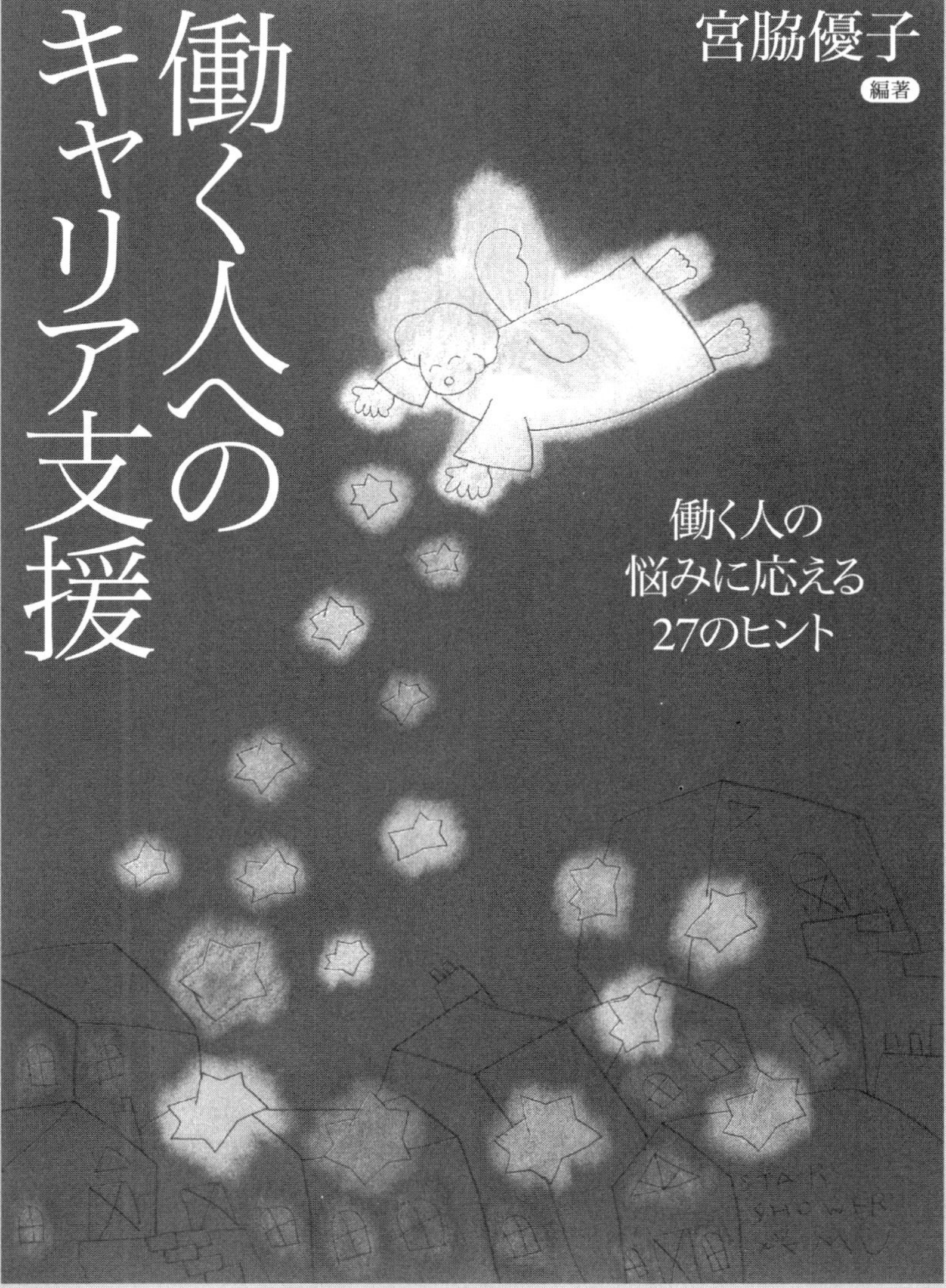

Ψ
金剛出版

はじめに

現在、働く人の約六割は、働くうえで何らかの「強い不安、ストレス」を感じながら働いているという（厚生労働省「労働者健康状況調査」より）。厳しい経営環境、二〇〇〇年代に入ってからの成果主義の導入を始めとする雇用環境の変化により職場ではさまざまなストレスが生じていると思われる。非正規雇用の増加による就労上の不安なども背景にあるだろう。そのような環境のなかで、働く人の「働くことにまつわる悩み」に相談援助できる資源は、現在必ずしも十分であるとは言えない状況にあるのではないだろうか。

予測不能な経済・経営環境の変化のなかで職場内の上司は「モデル」であり得ることが難しい時代になっている。また、職業斡旋の公的及び民間機関は「(求人企業と応募者の)マッチング」を中心とした就業問題への援助が主たる業務であり、発達的視点に立った心理的援助機能まで十分には満たせないという実情もあるだろう。同様に、精神科クリニックでは症状の除去、治療的援助を主たる業務とし、企業内の健康管理機関は、メンタル不調者への対応に追われている。多くの働く人へのキャリア支援——なかでも発達的視点に立った心理的専門的援助を第一義的に行える資源は未だ十分でないことは、日本の産業社会における課題ではないかと筆者らは考えている。

一方、二〇〇二年に厚生労働省が開始した「キャリアコンサルタント」養成数は既に八万人を超えており、教育機関、就職支援機関、企業の能力開発領域、さらには医療、福祉、地域で活動しているとのことである。このことは働く人への光明として、将来はキャリア支援者及びキャリア支援の資源が働く人誰もの身近に存在するようになっていくことを大いに期待している。

しかしながら、現状では未だ日本全国の働く人は、日々、各自の仕事や職場、キャリアの悩みに直面しながら日本の産業を支えている。なかには、職場環境からくる慢性的なストレスやキャリア上の悩み・不安により不安定な心理状態で仕事をし続ける人も多い。そうした状況が長引き、心身に不調をきたして医療機関の受診に至ったり、精神症状が悪化し、遂には自ら命を断ってしまうというケースもある。今や年間で七千人以上にものぼる働く人の自殺は深刻な問題である。

筆者らのグループは、このような事態を鑑み、日本全国にどこでもいる平凡に働く人——不安や悩みを抱えながらも前向きに自らのキャリアを切り開きたいと考えている人、キャリア上の悩みを抱えているがどこに援助を求めてよいかあてがなく不安な心理状態で立ち止まりそうになりながら働いている人、あるいは立ち止まってしまった人――そうした人々に資するための助言（ヒント）集を贈りたいと考え本書をまとめることを決意した。なお、筆者の勤務先である武蔵野大学通信教育部の社会人学生たち（全国津々浦々より学びに来られる）との意見交換・語られる職場の実情は筆者に多いに示唆を与えてくれ、まとめる決意の後押しをしてくれた。この場を借りて御礼を申し上げたい。働くことにまつわる問題や悩みは個人ごとに千差万別ではあるが、読者が「ひとつの例」として読んでいただくことによって、自分と全く同じ悩みではないにしても、参考にしながら自分で自分の問題を解決するための「きっかけ」「手がかり」として役立てていただければ幸いである。

働く人を支援する立場の方（カウンセラー、キャリアアドバイザー、職場の管理職・リーダー）やキャリアカウンセリングを学ぶ方には、第1部ではキャリアカウンセリングの基礎的な事項と具体的展開について理解を深めていただく、あるいは再確認していただくことを目的とし、第2部（ヒント集）では「このような問題にはこう応答する」といったノウハウとしてではなく、カウンセラーの援助の「視点」や「姿勢」そしてキャリア理論、心理学理論・知識をどのように援助に活用しているかを読み取っていただくことを念頭においてまとめた。なお、ヒント集は、筆者らがこれまで実際に経験してきたケースをもとに典型的なケースを集め、プライバシー保護のために改変して作成したものである。

働く人が本書をきっかけに自分らしい一歩を踏み出していただければ、また同時に、本書がカウンセラー、職場の管理職の方々のキャリア支援の活動に資することができれば本望である。

執筆者を代表して　宮脇　優子

目次

第2部　働く人の悩みに応える27のヒント　81

Ⅰ　社会人デビュー前後の悩み　83

Ⅱ　若年期の悩み　103

働く人へのキャリア支援

――働く人の悩みに応える27のヒント

第1部　キャリアカウンセリングの基礎と実際

第1章　キャリアカウンセリングとは何か？

Ⅰ　「カウンセリング」とは何か？

「カウンセリング」という言葉と、カウンセリングを行う人という意味で、「カウンセラー」という言葉は「心理カウンセラー」「美容カウンセラー」など、昨今、世の中でよく耳にするようになっている。しかし、「カウンセリング」「カウンセラー」という言葉は、日本で発祥した言葉ではなく、一九五〇年代にアメリカで生まれ、その後日本に輸入された言葉である。もっとも輸入された当時は、カウンセリングは「相談」、カウンセラーは「相談員」と訳された。しかし、輸入されて半世紀以上経た今でも臨床家や医師の間で「カウンセリング」は、「心理療法のひとつの技法（手法）である（対話による治療である）」という捉え方がなされている場合があったり、世の中一般でも「カウンセリング＝セラピー」という意味合いで理解されている現実もある。学術的には、「カウンセリング」とは、心理療法の一技法ではなく、「カウンセリング」と「心理療法（サイコセラピー）」は、土台となる学問体系も含めて異なる領域であり、異なる特徴をもつとされている。まずは「カウンセリングとは何か？」の理解のために、ここに「カウンセリング」の学術的な定義（Herr & Cramer による）を紹介しておく。

〈カウンセリングの定義〉

カウンセリングとは、心理学的な専門的援助過程である。そして、それは、大部分が言語を通して行われる過程であり、その過程のなかで、カウンセリングの専門家であるカウンセラーと、何らかの問題を解決すべく援助を求めているクライエントとがダイナミックに相互作用し、カウンセラーはさまざまの援助行動を通して、自分の行動に責任をもつクライエントが自己理解を深め、「よい（積極的・建設的）」意思決定という形で行動がとれるようになるのを援助する。そしてこの援助過程を通して、クライエントが自分の成りうる人間に向かって成長し、成りうる人になること、つまり社会のなかでその人なりに最高に機能できる自発的で独立した人として自分の人生を歩むようになることを究極的目標とする（渡辺、二〇〇二）。

改めてこの定義を読み解いてみたい。まず、「心理学的な」とは、カウンセリングは心理学的背景を土台として成り立っている援助活動であるということであり、その意味は二つある。一つは、事実の発見と事実・現象の意味や原因の推論を行い、いかにしたら行動が変わるのかを研究するのが心理学の知識体系であり、その一連の手続きがカウンセリングの実践の基礎になるということである。カウンセラーは実践家（practitioner）であるが、リサーチャー（researcher）の素養（事実の発見）とセオリスト（theorist）の感覚（推論や解釈）をもつことが必要であるといわれる（國分、一九九六）。そして、もう一つは、カウンセリングは知識体系として心理学を土台としているという意味である。具体的には、カウンセリング心理学、学習心理学、パーソナリティ心理学や心理測定法を共通の土台として、さらに各専門分野の実践を支える知識体系の習得が不可欠となる。働く人を支援するカウンセラーであれば、上記に加えて職業心理学、産業・組織心理学、心理統計、心理検査（主に質問紙法）、グループ・ダイナミクス（集団力学）、近年ではメンタルヘルスの問題にも関わるため、産業精神保健（職場のメンタルヘルス）の領域、職業性ストレス理論や精神医学の知識を必要とされる局面もある。このように、カウンセリングの実践は、心理学の知識体系を土台としながら、専門分野に応じた知識体系を必要とする。すなわち、カウンセリングという援助活動は心理学を背景に、さまざまな領域にまたがった学問体系に支えられているのである。

次に、「専門的援助過程」の意味であるが、「専門的援助」に込められた意味は、カウンセリングは、人生経験豊かな人が〝アドバイザー〟として自分の経験にもとづいて行う援助活動を意味するのではなく、専門的教育を受けた専門家による援助活動であるということである。

また、カウンセリングは、聞き上手な友人や職場の上司が相談に乗ることとも異なる。友人や上司による相談の関係は、もともと存在する関係があり、そのうえに問題がもち込まれて相談関係が発生しているが、カウンセリングの場合は、クライエントが抱える問題を解決するためにカウンセリング関係が発生するのが通常である。カウンセリング関係とは、クライエントが抱える問題を解決するという明確な目標をもつ援助関係であり、クライエントの問題の解決とともに終了するという専門的な（professhional：職業的な）関係である。

カウンセリングは、「クライエントが自己理解を深める」ことと、「よい（積極的・建設的）意思決定というかたちで行動がとれるようになる」ことの二つの方向性について、クライエントとカウンセラーの人間関係を通して（ダイナミックに相互作用して）援助する。援助においてクライエントとよい人間関係を構築し、クライエントが自己理解、自己洞察を深められるようになることは必要不可欠である。しかし、生きていくうえでは自己洞察を深めただけでは解決できない問題もある。特に職業生活、職業選択上の問題には「意思決定する」「選択する」「行動をおこす」ことが必要となる問題も多い。自己洞察の援助とクライエントが自ら意思決定したり行動をおこせるようになるための援助の両方が必要なのである。

カウンセリングの最たる特徴は、問題を捉える視点が「発達的視点に立つ」ことである（渡辺、二〇〇二）。それは、人間は、本来発達する可能性を有しているが、それがさまざまな要因によって妨げられることがある存在であり、個人の発達を促すさまざまな支援が必要とされるということである。「発達的視点に立つ」とは、カウンセラーはこのような立場をよりどころとして援助することが求められるということを示している。クライエントがカウンセラーの力を借りて、目の前の自分の問題を解決することを通じて、問題解決の力や知識を身につけ、自分らしさを発揮して社会に貢献できるようになること――このことが、カウンセリングの定義の「クライエントが自分の成りうる人間に向かって成長し、成りうる人になること、つまり社会のなかでその人なりに最高に機能できる自発的で独立した人として自分の人生を歩むようになること」というカウンセリングの究極的目標の意味するところである。

Ⅱ 「キャリア」の意味

キャリアカウンセリングの理解のために、改めて「キャリア」の概念について概観しておく。「キャリア」は、「職歴」「経歴」と理解されていることが多いが、そのほかには職業生活、仕事を含めた人生、生き方、あるいは仕事を通して身につけた能力・技術という意味合いもある。

また、昇進・昇格によって職業上の地位が向上することや専門的職業を意味する場合もある。（例：キャリアウーマン＝専門的な職務遂行能力を生かして長期に就労する女性）

アメリカの職業心理学者D・E・スーパーの有名なキャリアの定義を次に示した。

①人生を構成する一連の出来事。
②自己発達の全体のなかで、労働への個人の関与として表現される職業と、人生の他の役割の連鎖。
③青年期から引退期にいたる報酬、無報酬の一連の地位。
④それには学生、雇用者、年金生活者などの役割や、副業、家族、市民の役割も含まれる。

スーパーは、「キャリア」とは、二つの概念があり、一つ目は、職業としてのキャリアであり、青年期から引退期に至るまでの地位（position）の系列、二つ目は、家族や市民としての役割、地位であるとし、これをライフ・キャリアとした。スーパーは、「キャリア」をこの二つ、すなわち職業的キャリアとライフ・キャリアを包括した生涯発達の視点にたった概念として定義し、「ライフ・キャリア・レインボー」（図1）というモデルで表現した。

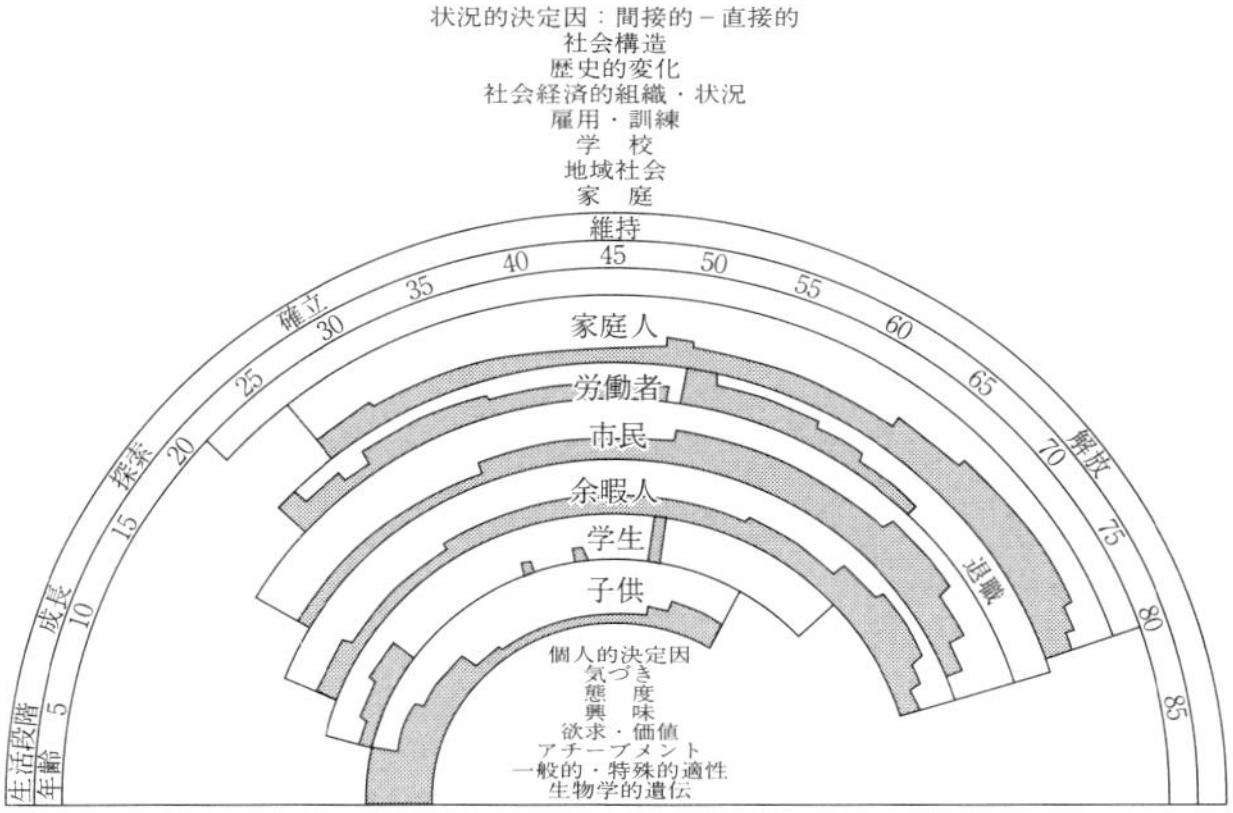

図1　ライフ・キャリア・レインボー

（出典）渡辺三枝子編著『新版キャリアの心理学』ナカニシヤ出版, 2007, p.37

また、渡辺（二〇〇一）、木村（二〇一〇）はキャリアについて次のように述べている。

キャリアは、個々人が、具体的な職業や職場などの選択・決定をとおして、時間をかけて一歩一歩努力して進んでいくものであり、創造していくものである。個人が何を選び、何を選ばないかによって作り出されるものであるから、ダイナミックであり、生涯にわたって展開されるものなのである。したがってキャリアは個々人にとってユニークなものである（渡辺、二〇〇一）。

①個人の人生のなかでも内的にも外的にも何らかの意味で発達的な要素を含む仕事（職業的）移動である。
②個人の生涯にわたって継続するものである。
③その中心となるものは個人にふさわしい人間的成長や自己実現であることが含意されている（木村、二〇一〇）。

以上の定義にも表現されているように、「キャリア」は、職業との関わりにおける個人の行動だけでなく、人生における役割という意味合いも含まれる。また、「職業」というものは、あくまで個人から独立して存在するものであるが、「キャリア」はその人と結びつき、その人固有のものである。そして、その人独自のものである「キャリア」には、生涯にわたる成長・発達のプロセスが含意されているのである。

また、「キャリア」の節目（転機、岐路）にキャリアをデザインする必要性を提唱する神戸大学の金井壽宏教授は、「キャリア」を「長い目でみた仕事生活のパターン」と表現し、次のように定義づけている。

「成人になってフルタイムで働き始めて以降、生活ないし人生（life）全体を基盤にして繰り広げられる長期的な（通常は何十年にも及ぶ）仕事生活における具体的な職務・職種・職能での諸経験の連続と（大きな）節目での選択が生み出していく回顧的意味づけ（とりわけ、一見すると連続性が低い経験と経験の間の意味づけや統合）と、将来構想・展望のパターン」（金井、二〇〇二）。

金井は、将来を展望するためには、キャリアの節目にこれまでの自分のキャリアを振り返り、履歴書に記述される事実に基づく職歴に、自身が主観的な意味づけをし、キャリアにひとつのパターンを見出すということが、キャリアを理解するうえにおいては重要であると強調している。

他者との比較や世間での地位などから見た外的キャリアよりも、自分自身がそのキャリアをどう意味づけるか（幸せであったか、満足であったかなど）が内的キャリアであり、その内的キャリアの理解こそが、自分らしさの実現に結びつくのである。

Ⅲ 「キャリアカウンセリング」「キャリアカウンセラー」とは？

働く人を支援する「キャリアカウンセリング」とは何か、また、その目的について整理しておきたい。アメリカにおけるキャリアカウンセリングの定義（Herr & Cramer による）は以下である。

①大部分が言語をとおして行われるプロセスであり、②カウンセラーとカウンセリィ（相談者）たちは、ダイナミックで協力的な関係のなかで、カウンセリィの目標をともに明確化し、それに向かって行動していくことに焦点を当て、③自分自身の行為と変容に責任をもつカウンセリィが、自己理解を深め、選択可能な行動について把握していき、自分でキャリアを計画し、マネージメントするのに必要なスキルを習得し、情報を駆使して意思決定していけるように援助することを目指して、④カウンセラーがさまざまな援助行動をとるプロセスである（渡辺、二〇〇一）。

働く人は、常に組織（職場）や組織を取り巻く社会経済環境の影響を受け、心理的葛藤、ジレンマ、不安を経験しながら、環境（個人を取り巻く状況）からの影響や変化に適応することに迫られながら生きている。援助職としてのキャリアカウンセラーの役目は、個人が心理的葛藤や不安、自信喪失を乗り越えて、環境への適応・対処ができるようになること、そして、そのような力を身につけて環境のなかで自身のもてる力を十分に発揮できるようになることを援助するものである。このように、個人と環境との相互作用という側面に焦点を当てた援助がキャリアカウンセリングの特質であるといわれている（渡辺、二〇〇一）。

キャリアカウンセリングは、職業上の選択・意思決定のみならず、個人が自己理解を深め、情報や助言をもとに具体的な計画を定め実行したり、技能・スキルを獲得したり、意思決定や行動ができるようになることを目指す。そのことを通じて個人のキャリア発達（職業の選択とそれへの適応を通じての一生涯に渡る成長・発達）を促すことを目的とする。そうした援助を行う専門家がキャリアカウンセラーであり、キャリアカウンセラーは、人が職業生活を送っていくうえで関連するさまざまな問題を扱う。

第2章　起源からみるキャリアカウンセリングの特質

Ⅰ　カウンセリング誕生の背景

（1）職業指導運動

キャリアカウンセリングの特質を理解するために、カウンセリングが誕生した背景、経緯について紹介する。

カウンセリングは一九世紀末から二〇世紀初頭のアメリカで発祥した。その頃のアメリカは、産業革命による急速な工業化による著しい経済成長を遂げていた。その変化の影響を最も受けたのが、農村部から職を求めて都市部にやってきた若年労働者だった。農業従事者だった若者たちは、雇用主から管理される工業労働者・賃金労働者となり、彼らの職業環境、生活環境は大きく変化することになった。当時のアメリカは、科学的管理法にもとづいた効率性を最大限重視した大量生産システムを導入していた。従業員は、厳格な規律のもと、細分化された作業にまるで機械の歯車のように従事し、「労働疎外」と呼ばれる問題も生じていた。当時は一人ひとりの適性や興味は考慮されず、技能レベルや教育レベルの違いによる労働者の賃金格差も拡大した。そんな環境に適応できずにドロップ・アウトする若者が続出した。その労働環境は親や大人はこれまで経験してこなかった状況であり、誰も彼らの援助者にはなりえない状況だった。

そのような状況から若者たちを救おうと一九〇八年にボストンで職業相談所を開設し、職業カウンセリングを始めたのが社会改革運動家のフランク・パーソンズ（F. Parsons）であった。彼は、求職者に対する職業選択のための指導（＝職業指導＝ガイダンス）を積極的に展開した。そして、「職業の選択」という著書をあらわし、科学的な職業選択モデルを示し、ガイダンスと職業カウンセリングの手法を理論化したのである（のちの特性・因子理論）。その理論は、①まずは自分自身の能力・興味・希望・資質・限界、その他諸特性を理解し（自己理解）、②さまざまな職業や仕事について、その仕事に求められる資質、成功の条件、有利な点・不利な点、報酬、就職の機会、将来性についての知識を得る（職業理解）。そして、③その二つ関係について合理的な推論を行う（人と職業のマッチング）という明快な三ステップであった。このようなステップのプロセスで適材適所の指導を行う人をカウンセラー（職業カウンセラー）と呼んだ。この頃のカウンセラーの仕事は、個人の特性と職業条件をマッチングすることが中心業務だった。それ以来、ガイダンスは教育活動に導入され、職業カウンセリングは発展し、アメリカ社会において浸透していったという。このパーソンズの職業指導の実践、それに続く教育活動での展開が職業指導（ガイダンス）運動といわれる。

このように、カウンセリングとは、職業カウンセリング（vocational counseling）が発祥であり、発祥の背景には、産業革命により引き起こされた社会・経済的変化があった。このことが、個人と環境との相互作用および個人と環境との葛藤という側面を重視するカウンセリングの特質を生み出した背景となっているのである。

また、アメリカで発生したこのガイダンスは、日本では「職業指導」として青少年を対象として教育界や職業行政および一部の産業界に導入された（主に一九一〇年代〜二〇年代）。しかし、日本が戦争に突入したことによってこのような動きは終わり、その後、ガイダンスやカウンセリングが復活したのは、第二次世界大戦終結後である。日本ではその後、学校における進学希望者も含めて卒業後の進路を援助するための教育活動の一部として広がり、一九五七年以降、職業指導は「進路指導」と呼ばれるようになった。また、職業指導は職業安定所の活動としても導入され、職業斡旋時の職業の選択・適応のための助言、指導などが行われるようになった。

アメリカ心理学会によれば、カウンセリングは三つの独自の運動に起源をもつとされているが、それは、前述の職業指導運動、そして次に述べる心理測定運動、精神衛生運動である。

（2）心理測定運動

二〇世紀初頭に起こった、当時の心理学の分野で盛んであった心理測定と個人差の研究を基にした運動が心理測定運動である。アメリカでは、第一次世界大戦の影響も受け、知能や技能を測定する心理検査の開発が盛んに行われた。一九〇五年にビネー（A. Binet）とシモン（T. Simon）が世界で最初の心理検査である知能検査を開発することによって運動はさらに展開された。職業指導においても人間を客観的に理解できる心理測定技術が応用され、そこにカウンセラーの役割が求められるようになった。心理検査は、パーソンズの職業選択モデルの自己理解のステップなどに利用された。

（3）精神衛生運動

クリフォード・ビアーズ（C. W. Beers）による精神衛生運動である。彼は、自らのうつ病経験をもとに全国精神衛生協会を設立した。この運動は、精神病院における患者の待遇改善を求める運動であったが、その後精神病や神経症の早期発見と適切な治療、患者の心理を理解した治療を行う必要が訴えられた。特に青少年の精神衛生の必要性が注目され，アメリカ各地の児童相談所，教育相談，臨床機関においての相談などに大きな影響を与えた。また，一九三〇年代～四〇年代はヨーロッパから多くの心理学者がアメリカに渡った時期であった。そのことにより，臨床心理学や発達心理学，パーソナリティ心理学などさまざまな心理学の理論が広く知られ，受け入れられるようになり，アメリカにおいて心理学の基礎が築かれることとなった。ちなみに，ロジャーズ（C. R. Rogers）の非指示的アプローチが初めて紹介された「カウンセリングと心理治療」が出版されたのが一九四二年である。

II　社会活動から心理学的援助活動へ

一九五一年には，カウンセリングの土台となる学問体系の「カウンセリング心理学」がアメリカ心理学会で「カウンセリング心理学部会」（それまでは「カウンセリングとガイダンス部会」）として承認された。これにより社会活動であったカウンセリングは心理学を土台とした独立した専門分野として公式に認められた。

また，スーパーは，職業選択行動における心理学的側面を強調した職業カウンセリングの新たな定義を提案した。これによって職業カウンセリングの援助は，「選択そのもの（個人と職業のマッチング）」から「選択をする個人」へと対象は移行し、個人の選択行動が援助の対象とされるようになったという。なお、カウンセリングが専門分野として独立・発展したのは、一九五〇年代は第二次世界大戦の終結後の復員兵への援助（社会復帰や自立支援）がアメリカの国家としての急務であったため、その支援にあたるカウンセラーのニーズが高まったことも背景であった。

一九五〇年代の終わりからさまざまな心理学の理論が生まれ、六〇年代になるとロジャーズの提唱した「非指示的アプローチ」が多大な影響を与え、カウンセリングを心理学的援助活動へと発達させた。しかし、ロジャーズは心理治療を「カウンセリング」として扱っていたことから、カウンセリングのアイデンティティの混乱の発端となったといわれている。心理治療とカウンセリングが混同され、非医療的（治療ではない）分野で個人のさまざまな適応問題を扱う専門家であるカウンセラーとしてのアンデンティティが揺らいだため、学会ではその後改めてカウンセリングの独自性の整理に力が注がれた（渡辺、二〇〇二）。

その頃、日本の産業界にカウンセリングが制度として初めて導入された。当時は「産業人事相談」と呼ばれ、一九五四年、日本電信電話公社（現在のＮＴＴ）近畿電気通信局により初めて導入された（上田、二〇〇〇）。カウンセリング制度は、地方から中学を卒業し集団就職により就労する女子社員たち（当時、金の卵といわれた）の定着および育成援助を目的としてスタートした。その後、カウンセリングは高度成長の担い手である勤労青少年の生活の安定、職場への適応・定着を目的として大手先進企業において次々に導入されていった。産業人事相談は、今日の産業カウンセリングであるが、現在の産業カウンセリングの役割は全ての従業員を対象としたキャリア形成支援・メンタルヘルス支援に広がっている。

一九六〇年代後半になると、アメリカにおいてはカウンセラーの三つの役割が提唱された。それは、治療的な役割、予防的な役割、教育的・発達的な役割である。経済的な発展も伴い、この頃から徐々にアメリカ社会では教育的・発達的な役割へのニーズが高まり、職業カウンセリングは一九六〇年代末~七〇年代になってキャリアカウンセリング（career counseling）に改められた。個々人が自己選択していく力を身につけ、自立的に生きられる力を育てることがカウンセラー（キャリアカウンセラー）の活動の目標にされるようになっていったが、その背景としては、第二次産業から第三次産業への移行やＩＴ化が起こるという経済的な変化があった。カウンセリングの対象も青少年だけではなく、大人の職業人も広く対象とされた。

そして、八〇年代半ばから九〇年代には、アメリカ社会はさらなるＩＴ化、産業構造の変化、グローバリズム、雇用調整などを経験し、働く人は再び大きな変化に見舞われた。

このような状況から、社会のニーズは、予測のつかない経済環境のなかで、個々人が環境との折り合いをつけながら、自ら主体的に生きていける力を身につけられるようになることであり、そのようなニーズに応えられる援助機能をもつキャリアカウンセリングへの期待は、ますます増大していき、今日に至るのである。

第3章　企業組織における働く人へのキャリア支援

Ⅰ　なぜキャリア自律支援か

日本においては、バブル崩壊後、九〇年代終わりから業績不振で経営が行き詰った企業が中高年社員の雇用削減を実施し、解雇されたり希望退職した中高年社員の再就職を支援する施策としてキャリアカウンセリングが実施された経緯がある。そのため、この時期はキャリアカウンセリングはアウトプレースメント（従業員の解雇を予定する企業の依頼により対象となる従業員の再就職の斡旋などを代行する）に関わる相談であるというイメージが拡がった。二〇〇〇年以降はニートなどの就職困難な若者の増加に伴い各自治体で就職支援のためキャリアカウンセラーを配置する動きがさかんになり、徐々にキャリアカウンセラーの知名度が向上していった。その後は、企業においては従業員の「キャリア自律支援」「エンプロイアビリティ（employability：雇用されうる力）向上支援」などのキャリア支援の必要性が叫ばれるようになり、キャリア支援施策のひとつとしてキャリアカウンセリングは再び注目され、現在に至っている。

キャリア自律支援とは、個々人が会社頼みではなく自らが自分自身の仕事や職業人生を考え、能力開発やキャリア形成を行っていけるようになるための支援であるが、ここで、働く人へのキャリア自律支援がなぜ必要なのか、なぜ企業は力を入れるのか、その背景を四点に整理した。

①バブル崩壊以降、低成長の時代に突入し、ＩＴ化やグローバル化などの経営を取り巻く環境の変化がおこった。そのため従来の日本型の雇用慣行は変化を余儀なくされ、終身雇用制度の崩壊、成果主義の導入、次いで非正規雇用の拡大がおこった。

②低成長に加え、技術革新のスピードや経営を取り巻く変化も激しく、年功序列時代の終身雇用を前提とした忠誠心による一体感で求心力を高めることは難しくなった。そこで、人材マネジメントも管理・統制型から個の自律支援型へと転換していくことになり、企業は終身雇用保証のかわりにキャリア開発の機会を提供するなどの支援に力をいれていくことになった。

③現在、先進国に残った仕事の大半は付加価値を求めるクリエイティブな作業であり、すでに欧米では「成果報酬」をモチベーションとするマネジメントは限界を来しているといわれている。日本でも同様であり、従業員が自らのアイデンティティを明らかにして自律性

を高め、結果として創造性の発揮と自我関与（組織コミットメント）を高めることが期待されている。

④働く人たちもキャリア自律志向は高まっており、その背景としては前述の経営環境の変化から雇用形態に関わらず雇用不安が高まり、組織に頼らず自分自身の市場価値を高めエンプロイアビリティを向上させなければならない、自分のキャリアの方向性も自らがデザインしていかなければならないという意識が高まった。

このような背景より、企業は従業員に対するさまざまなキャリア支援策を講じているが、例えば教育研修ではキャリアデザイン研修（これまでのキャリアを棚卸し、今後のキャリアの方向性や組織での役割を考えさせる目的）、人事制度としては社内公募制度や自己申告制度、社内ＦＡ制度が、職場のマネジメントでは、目標管理（MBO：Management By Objectives）、メンタリング、コーチングが挙げられる。キャリアカウンセリングは、職場のマネジメントの範疇ではないキャリア支援策である。キャリアカウンセリングの役割は次のようなものがある。

Ⅱ　キャリアカウンセリングの役割

前述したような雇用環境への適応に迫られ働く人々は、心理的葛藤やジレンマ、自信喪失、不安を抱え、ときとして選択・意思決定ができず、立ち止まってしまうという「悩み」のある状態に陥る可能性がある。カウンセラーは、個々人が自分らしく働けるように、また個々人が環境（自分を取り巻く状況）に適応できるような力、環境に対処する力を身につけられるような援助を行う。キャリアカウンセリングの目標は、個人がキャリア上で直面する問題の解決への援助を通じて、個人が問題解決するのに必要な力を身につけられるように、キャリア発達を促すことである。

キャリア上の悩みが高じたり、長く続けば、メンタルヘルスに不調を招く可能性もある。その水際で個々人が不調に陥るのを防ぐという予防的な役割もキャリアカウンセリングは担っている。働く人が仕事や職業生活上で抱える問題を図2に示した。

大きくは、二つの領域がある。まず、Aのキャリア問題は、例えばキャリア形成、キャリアの方向性の選択、キャリア・プランニング、求職・転職活動、非正規雇用から正規雇用への転換（キャリア・チェンジ）、適性に関する問題、仕事と家庭生活の両立や、育児でブランクのある女性の再就職などがある。Bのキャリア問題と適応問題の重なった領域は職場の人間関係、

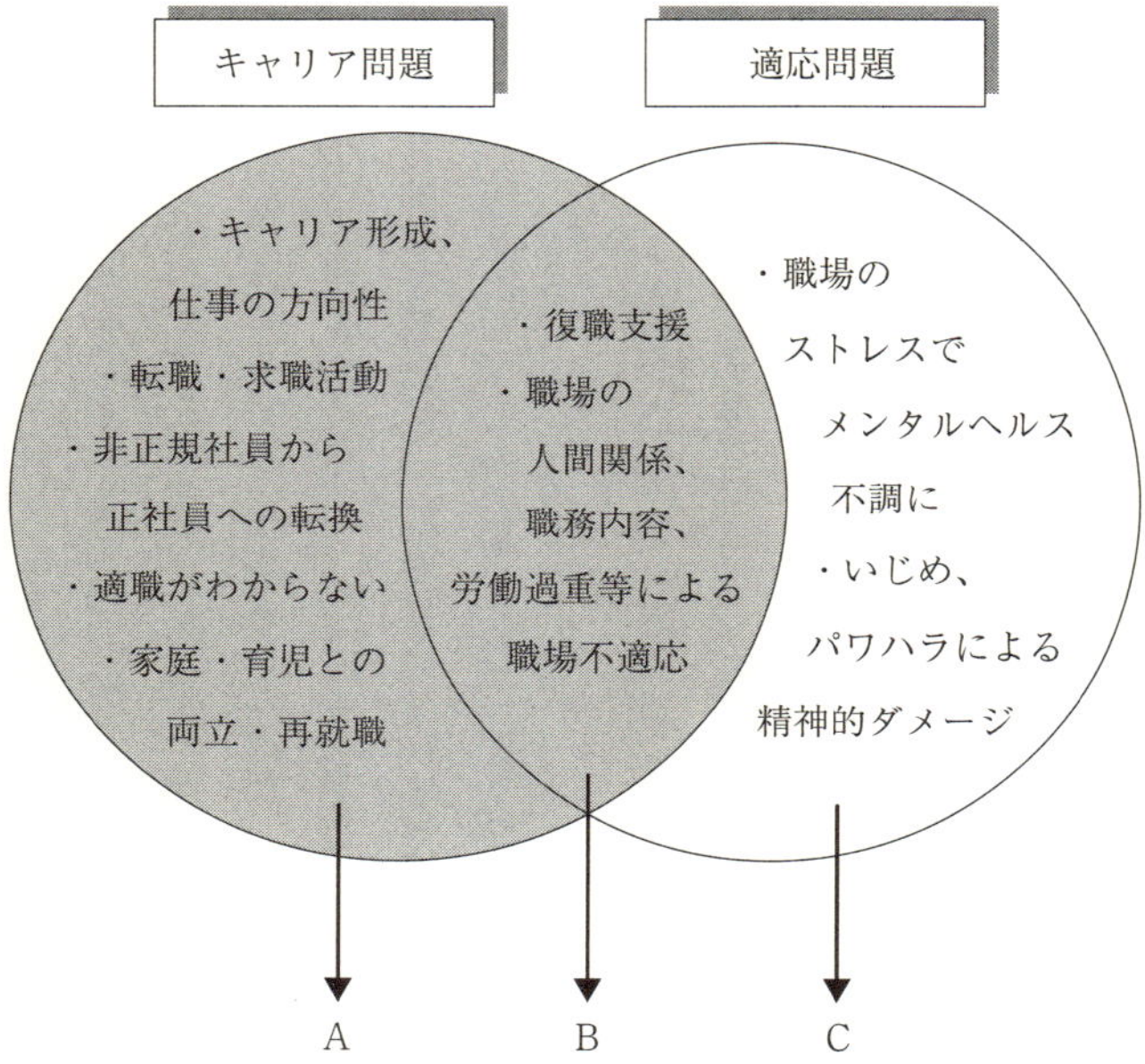

図2　働く人が抱える職業生活上の問題

職務内容、合理化による人員削減からの労働過重などに起因した職場不適応の問題、離転職に関わる問題、うつ病からの復職支援（例：復職するか退職するか——退職した場合のその後の仕事選択、復職時の仕事選択など）がある。Cの領域は、職場のストレスやいじめ、パワーハラスメントなどからメンタルヘルス不調に陥り、既に精神疾患の症状がみられ、職場での業務に支障が出ている場合などであり、この領域は、医療機関（精神科医や臨床心理士）で治療の対象となる領域である。もしもBの領域で、職場不適応の問題で来談したクライエントが、メンタルヘルス不調から精神疾患の初期症状が出ている場合は早期に医療機関につなぐ。また復職支援において、心理治療が必要とされる場合は医療機関などの臨床心理士に依頼する。Bの領域は、医療機関での対応が優先されるどうか見極めることが必要な領域である。

働く人を支援するキャリアカウンセラーは、主にAとBの領域を対象とする。Aの領域では、個人がキャリア上の適切な選択・意思決定、目標の実現ができるような専門的な助言や情報提供の援助、また自信喪失や不安、葛藤を抱え前進できないクライエントへの心理的な援助を行う。Bの領域では、メンタルヘルス不調に陥るのを防ぐための適応問題への援助およびクライエントの状態の見立てを行う。組織内カウンセラーであれば産業医をはじめとする産業保健スタッフや組織外の専門機関との連携、また、人事、上司などの職場関係者への働きかけなど、幅広い役割を担う。

第4章　カウンセリングと他の隣接領域

カウンセリングと隣接する他の領域について、カウンセリングとの違いに言及しながら各々の特徴について解説する。

Ⅰ　心理療法（サイコセラピー）

心理療法（サイコセラピー）もカウンセリングも共に心理学的専門的援助過程であるという共通点はあるが、両者は異なる領域である。心理療法は臨床心理学を土台とし、主として精神病理学的な症状・障害の治療、診断、変容に関わる。

一方、カウンセリングは、カウンセリング心理学を土台とし、個人が自分の資質を活かし、環境によりよく適応し、成長・発達することへの援助に関わる。また個人の発達への援助を通して、個人が自己選択・決定する力や環境変化に対処・適応する力を身につけることを目指す。

また、それぞれが土台とする学問体系について、國分康孝は、臨床心理学は、治療的色彩の濃い人間関係（サイコセラピー）を研究対象とするが、カウンセリング心理学は、教育的色彩の強い人間関係（カウンセリング）が研究対象であるとしており、両者は研究対象が異なるということを指摘している。

行為としては、「サイコセラピーがうつや不安といった精神症状や心理的苦悩の改善に強調点があるのに対して、カウンセリングは、進路選択や自己成長といった生涯発達への援助が中心である」（末武、二〇一二）という見方がある。

Ⅱ　ケースワーク

ケースワークとは、生活上の問題や課題を解決するために各ケース[※注]について個別に直接支援する専門的働きかけをいう。各種の具体的サービスや社会・地域資源、公的扶助による支援などをニーズに応じて適用し、問題を緩和・解決し、生活全体の向上・健全化を目指す支援である。ケースワークもカウンセリングも、ともに専門的援助であるが、カウンセリングは、心理的・行動的問題への援助である。一方、ケースワークは公的扶助の活用などを通して生活上の問題を現実的・直接的に解決する援助という違いがある。なお、土台となる学問体系は、ケースワー

※注　ケース：生活上の問題や課題をもつ各個人や集団を指す。

クは社会福祉学であり、心理学の分野ではない。カウンセリングはカウンセリング心理学が土台となる。

Ⅲ　キャリアガイダンス

キャリアガイダンスは、個々人のキャリア発達やキャリア・マネジメントにとって重要な知識とスキルを明らかにし、かつ個々人がそれらを獲得するように計画された方法と体験を統合する体験的なプログラムである。キャリアカウンセリングはそのプログラムのなかの中核的な援助過程である。キャリアガイダンスの内容は、キャリア学習（職業についての学習）、自己理解のためのアセスメント（自己評価）、キャリア情報の探索活動、各種就業体験（インターンシップ）、キャリア計画を作成するための支援などがある。

Ⅳ　キャリアコンサルティング

キャリアコンサルティングは、二〇〇〇年代に入り、我が国の雇用政策の一環として広く行われるようになったが、主として学校教育、就職支援、企業の能力開発の分野で行われるキャリアガイダンスを指している。「キャリアコンサルティング」と名付けられ、制度上に位置づけられているのが特徴である。以下は、厚生労働省が掲げる定義である。

「個人がその適性や職業経験等に応じて自ら職業生活設計を行い、これに即した職業選択や職業訓練等の職業能力開発を効果的に行うことができるよう個別の希望に応じて実施される相談その他の支援」

厚生労働省は「キャリアコンサルタント」の養成に乗り出し、現在では八万人を超える数の「キャリアコンサルタント」が養成されている。

学校教育の現場では、進路指導において、生徒一人ひとりの才能を伸ばし、創造性に富む人材の育成と職業観・勤労観を育む教育の推進を実現すること、また雇用の現場では、就職支援において、求職者が自分の適性、能力、経験、技能の程度などにふさわしい職業の選択ができるよう促進すること、企業の現場では、能力開発において、労働者が自分のキャリア形成と職業能力開発の方針を明確化し、キャリア形成を実現すること――これらにキャリアコンサルタントが貢献することが期待されている。

Ⅴ　産業カウンセリング

「産業」とは働く人のいる職場であり、通常は組織化された集団を意味し、企業だけでなく、学校、病院、各種団体、公共団体なども含まれる。産業カウンセリングは、産業組織で働く人々の人間的成長を援助すること目指し、生涯に渡る成長過程を通して、その人が効果的に機能できるように、個人的・社会的技能を身につけ、さまざまな問題解決や意思決定の能力を発達させることを援助することを目的としている（日本産業カウンセラー協会、二〇一二）。

これまでの産業カウンセリングの役割は、導入期は勤労青少年の適応問題（高度成長期の一九六〇年代）、バブル崩壊以降は、特に中高年のリストラにともなう退職者の社外転出支援やメンタルヘルス不調者への援助が主であったが、今後の役割は、従業員へのキャリア自律支援やメンタルヘルスの予防活動も含めた対策への支援といった広いテーマで多くの従業員のために活用されることがますます期待されている。キャリアカウンセリングは産業カウンセリングの柱とされ、時代の要請として、これからも重要度が増していくと考えられている。

Ⅵ　メンタリングとコーチング

メンタリングは、メンター（支援者）である先輩と後輩（メンティ＝支援される者）との間の直接的な人間関係のなかで繰り広げられるキャリア支援プロセスである（田中、二〇一二）。具体的には、直属の上司ではない（組織上関係のない）経験豊富な人が理解者・支援者となって後進の指導、保護、相談をする活動で、職務と関係しない個人的な問題まで包括的に支援する。コーチングは、メンタリング同様一対一の人間関係のなかで行われるが、職務遂行上の目標の設定と目標達成のための支援で、業務遂行能力の向上を目的としている。コーチングする人をコーチ、される人をコーチーという。メンタリングは人事制度上に位置づけられ展開されるが、コーチングは「しくみ」ではなく「自己改善技術」である。コーチングもメンタリングも支援を受ける個人が所属する組織や仕事上で成功することが目標とされる。一方、カウンセリングは個人が職業生活上の問題を自分で解決する力を身につけること、そしてキャリア発達を促すことが目標であるので、メンタリングやコーチングとは活動の目標が異なり、活動方法や必要とされる知識・能力も異なるのである。

第5章　キャリアカウンセリングの実際

Ⅰ　働く人へのキャリアカウンセリングの進め方

「カウンセリングは、通常、問題が解決するまで何回か継続して行われるケースが大半である」と考えている読者の方があれば、驚かれるかもしれない。キャリアカウンセリングは、筆者の経験する限りでは、必ずしも継続面接を前提とせず、一回で終結するケースも多いからである。もちろんカウンセラー側から一方的に終了しているわけではなく、一回のカウンセリング面接で来談者（相談者、以降クライエントと表示）は満足してカウンセリングルームを後にされている。満足した状態とは、安定した、前向きな心理状態になり、自分の問題にある程度の解決の見通しや手立てを考えられ、自ら解決のための一歩を踏み出せるようになることであり、筆者は、クライエントがこのような状態になることを目指して日々活動している。

キャリアカウンセリングも通常のカウンセリングと同様のプロセスをたどり、クライエントへの心理的援助とともに意思決定、行動がとれるようになる援助を行う。働く人を対象としたキャリアカウンセリングの具体的な展開について、各段階ごとのカウンセラーの行動とキャリアカウンセリングの留意点を紹介する。なお、段階は次の五つである。

ステップ1　事前準備
⬇
ステップ2　クライエントとの信頼関係の構築
⬇
ステップ3　クライエントの問題を把握
⬇
ステップ4　問題解決のための具体策の検討
⬇
ステップ5　終結

ステップ1　事前準備

まずは、カウンセリングに入る前の準備段階がある。通常、Eメールや電話によってカウンセリング予約を受付けるが、その際にクライエントの相談したい内容を大まかに把握しておく。

予約の際にはクライエントの年齢、性別、職業および現在の就労状況（就労中か失業中かそれ以外か）も同時に把握し、クライエントについてある程度のイメージを形成しておく。また、この時点で、カウンセリング機関としては、カウンセリングを希望するクライエントの相談内容が、その機関で扱えるキャリアカウンセリングの範疇であるかどうかを確認・判断しておくことも重要である。例えば、筆者の関わるカウンセリング機関では、心身の病気の治療に関わる問題や、法律に関わる問題は扱う対象の問題とはされない。よって、そのような相談に該当する場合は、予約を受ける段階で相談できないことを伝え、必要に応じて該当する専門機関を伝えることが必要となる。あるいは、クライエントの問題がある特定の領域に関わるもので、その領域に特化した個別具体的な情報提供や助言を求めたいという場合は、そのカウンセリング機関の扱える領域・問題の範囲を伝え、予約の時点でクライエントと期待値の調整をすることも必要なことである。

また、カウンセリング当日、カウンセラーにとって最も大切なことは、自分自身の心身の状態を整えておくことである。「平常心」と言える安定した心の状態と、良好な体調がクライエントを援助するエネルギーになる。カウンセリング直前には、カウンセラーは心が乱れるような事柄（例：心理的なエネルギーを要するような事柄や悩み事など）に関わることを避け、それらはカウンセリングが終了してから取り組むようにすることが望ましい。

例えば、アスリートのように〝ジンクス〟をもつことも心を安定させる手段として有効であるかもしれない。〝ジンクス〟とは、縁起を担ぐ対象とする物事のことであるが、アスリートで言えば、試合前に決まって行う心を落ち着かせる儀式のようなことである。カウンセリングに入る前に決まって行うこと――例えば、一杯のコーヒーを飲むなどの自分ならではの行為をもつことで自分のペースが整えられ、「平常心」が作りやすい。

ちなみに、カウンセリングとは異なる分野ではあるが、「ホリスティック医学」を提唱する日本ホリスティック医学協会会長の帯津良一氏は、良い医療を施すためには、患者のからだけを診るのではなく、心やいのちに目を向け患者のエネルギーを高める関わりが必要であると強調している。医師はパワフルで、かつバネラブル（vulnerable：傷つきやすい）でなくてはならない、つまり「一度バネラブルになってから、相手（患者）の低い位置にさっと入って、全体（心やいのちのエネルギー）をパワフルにもち上げる」という姿勢が必要であり、そのために、パワフルな腕力（技術や知識）、精神力、さらには「人間まるごとの力」が必要であると氏は説いている（帯津、二〇一二）。このような姿勢は、分野は違えどカウンセラーにも共通して求められるものではないだろうか。クライエントの心のエネルギーを高めるには、カウンセラーが自分の心身のエネルギーをクライエントに対して最高に発揮できる状態に整えておかねばならないと筆者は考える。

ステップ2　クライエントとの信頼関係の構築

次の段階は、クライエントが話しやすい雰囲気をつくりながら、クライエントにさまざまな問いかけ（質問）をし、それに対して語られるクライエントの言葉に耳を傾け（傾聴）、クライエントの感情や思い、考えを把握し、クライエントとの信頼関係をつくる段階である。同時にクライエントのキャリアに関する情報を把握し、クライエントについて理解する段階でもある。カウンセラーは、クライエントを裁かず、否定せず、許容的な態度で耳を傾ける（受容する）ことが大切である。また、クライエントの言わんとすることを掴んで自分の言葉に置き換えてクライエントに伝え返していく。このようなやりとりをするうちに、クライエントは次第にカウンセラーに対する緊張感や構えがとれてくる。クライエントは、目の前のカウンセラーが信頼に値するかを敏感に感じとり、また、自分の内面をどこまで話すかを慎重に見極めているのである。「このカウンセラーは自分のために親身になってくれる人だ」とクライエントが感じられて初めて自分の内面をカウンセラーに語ってくれるようになる。信頼関係の構築が必要な理由は、信頼関係がないとカウンセラーは援助に必要な情報がクライエントから得られなくなり、クライエントを十分に理解することができなくなること、そして、クライエントの抱える問題の解決に向けてカウンセラーとクライエントが協力関係を結ぶことが難しくなり効果的なカウンセリングが実現し得ないからである。

カウンセラーとのやり取りのなかで、クライエントが「このカウンセラーは自分のことをわかってくれる、信頼できる人だ」と感じるのは、自分の発言にカウンセラーが承認（支持）してくれているということを感じとることによる。例えば、「そのような判断をされたのは無理もないことですね」「そのような大変な状況のなかでよく頑張ってこられましたね」などがその例である。これらの発言はカウンセラーの自己開示でもある。國分（一九七九）によれば、カウンセラーは、自己開示してクライエントに対して心のこもった支持を表明するには支持の根拠をもつことが必要であるという。根拠となるものは、自分のこれまでの体験の「引き出し」のなかにある似たような体験や、キャリア発達理論や心理学理論などであるが、根拠がない支持は実感が乏しく表面的で空々しいものになってしまう。クライエントが勇気をもって自分の問題に立ち向かえるようになるにはカウンセラーの温かい心からの支持が何よりも必要でありクライエントとカウンセラーの間の心の交流が必要なのである。キャリアカウンセリングにおいてこのことは非常に大切である。

また、この段階で注意すべきことは、カウンセラーの「非言語表現」（表情、目線、姿勢、話し方、声のトーン、服装）である。カウンセラーに対するクライエントの感じ方・印象は、カウンセラーの発言内容よりも非言語表現から形成される部分も多いことを肝に銘じておく必要があるだろう。

クライエントは自身についてさまざまなことをカウンセラーに語り、またカウンセラーからさまざまなことを伝え返されるのだが、クライエントは伝え返されて初めて、自分について改めて振り返り、自己洞察ができるようになり、自分の抱いている感情や考えを客観的に理解することができるようになる。ただし、カウンセラーは、クライエントについてわかったこと全てを伝え返せばよいというわけではなく、目の前のクライエントの心理状態に配慮しながら、伝える内容と言葉を選びながら返していくことが大切になる。

ステップ3　クライエントの問題を把握する

クライエントは、何らかの目的をもってキャリアカウンセリングに訪れている。その目的とは、クライエントのキャリアに関わる何らかの悩みや問題を解決したい、解決する糸口を得たいからである。筆者の経験では、「なんとなく」キャリアカウンセリングを受けにくるというクライエントはいない。キャリア選択や意思決定に迫られている場合が多く、たとえ予約の段階で伝えられる相談内容が比較的切迫感が感じられないような内容であっても、内面では自分の方向を見出したいが立ち止まってしまっているという焦燥感にかられているケースは多い。

クライエントがどうなりたいのか、何に困っているのか、なぜこのカウンセリングを必要としたのか、このカウンセリングに何を期待しているのかを捉えていく段階である。クライエントの希望、目標、それに近づくためにネックとなっていること——それは、クライエントがそのための手立てや情報・知識をもち合わせていないこともあるが、そのことよりもクライエントの内面にある不安、葛藤、自信喪失……そうしたものが問題の「核心」すなわち原因になっていることが多いのである。よって、この段階では、クライエントの前進を阻んでいるものは何なのかを明らかにすることが必要である。しかし、ときとしてクライエントが設定している目標そのものが強迫的であり（～であらねばならない）、目標がクライエントを苦しめる原因になっていることもある。

このステップでは、クライエントとの信頼関係の構築ができているならば、クライエントの内面も自己開示なされるため、カウンセラーは、「ああ、そういうことだったのか」とクライエントの悩みへの理解が進みやすい。このステップの成功の如何は、クライエントとの信頼関係の構築の有無に左右されるのである。

このようにして、カウンセラーはクライエントと、クライエントの問題の核心を共有していく。このとき、同時にカウンセラーはクライエントの問題だけでなく、その問題の解決に用いることができそうなクライエントの援助資源（例：クライエントの職務経験、身につけてきたスキル・得意なこと、興味、価値観、環境など）にも目を向け、明らかにし、クライエントと共有しておくことが望ましい。

ステップ4　問題解決のための具体策の検討

ステップ3で、クライエントとカウンセラーの間では取り組む問題が共有され明確になっているため、その問題解決のための方策について話し合う段階――いわばクライエントとカウンセラーの〝作戦会議〟の段階である。クライエントとカウンセラーは互いに協力関係を結んだように一緒にクライエントの問題に取り組んでいくのである。ここでは、カウンセラーは、クライエントが自分の問題を解決できるようにさまざまな方策をクライエントとともに検討し、クライエントが行動に移していけるような支援をする。

「カウンセリングは、傾聴してクライエントの自己洞察を促すことによる援助であるから、助言はしない」という考えがあるが、キャリアに関わる問題（例：職業生活、職業上の選択・意思決定に関わる問題や職場問題）は、傾聴と自己洞察だけでは解決できない問題が多く存在する。多くのクライエントはキャリアカウンセリングにカウンセラーの助言や情報提供にも期待して来談するのである。キャリアカウンセリングでは以下のような具体的な支援を行う。

（1）情報提供

クライエントの問題解決に必要な職業情報や労働市場情報などの情報提供を行う。例えば、就職活動に関わる問題では、これまでの自分の職務経験ではどんな仕事を選んだらよいか？（どんな仕事に就けそうか？）、〇〇の職に就きたいがどのような経験や能力が必要か？、これから転職活動を行うことを考えているが自分は転職回数が多すぎるのではないか？（不利か？）、入社後三カ月で辞めてしまった自分はどのように評価されるのか？、「営業職」とはどんなことをする仕事でどんな人が向くのか？（果たして自分は向いているのか？）など、さまざまなクライエントのニーズが挙げられる。情報がないために悩みが発生していることもある。また、クライエントの質問には背景に感情が関わっていることも多くあり、カウンセラーはクライエントの欲する情報の背景にある心情も理解することが大切である。カウンセラーには、職業に関する情報や雇用・労働市場に関する情報（情報源を知っていること）とそれらについての一定の見識をもち合わせることが求められる。

（2）助言・指導

キャリアカウンセリングを訪れる多くのクライエントは、家族、友人、上司からは得られない専門的な助言を求めて来談する。カウンセラーは自分の助言がクライエントの職業人生に影響を与えることを自覚しながら、クライエントが自ら行動をおこせるようになる、あるいは選択・意志決定できるようになるための助言を行う。しかし、それはクライエントへ押し付けたり強制したりするものではない。「例えば～のような方法もありますね？」といったように、ひとつの「アイディア」であったり、「ひとつの例や選択肢」としての助言である。カウンセラーの発言がヒントになってクライエントがイメージを膨らませ、自ら解決策を設定できるようになることもある。助言にあたっては、これまでクライエントが問題解決のためにどのような行動をとってきたか、そしてその結果がどのようなものであったかを聞きながら、効果的な具体策が設定できるよう支援する。また、ここでは、カウンセラーが一方的に良い解決策を考えてクライエントに与えなければならないというスタンスではなく、あくまで二人で考える〝作戦会議〟であることを忘れないようにする。また、クライエントのなかには二つの選択肢があり、いったいどちらを選択するべきか考えあぐねてカウンセラーに意見を求めて来談するケースもある。この場合、カウンセラーは、クライエントが迷っている理由を受けとめ、各々を選択した場合の想定されるメリット・デメリットや必要な心の準備などをクライエントに伝え、クライエントが納得して意思決定できるように支援する。

指導とは、クライエントが問題解決に必要なスキルが身につけられるように支援することである。スキルがないために悩みのある状態に陥っていることも多いのである。例えば、職場での同僚との人間関係がうまくいかないと訴えるクライエントに、日常の同僚とのやりとりのしかたを聞き、改善点を実際にカウンセラーが示すことで職場でのより良いコミュニケーションの取り方を教えるということもある。あるいは、求職活動するクライエントが苦手だと訴える面接時の「自己PR」について、これまでクライエントが伝えてきた内容を聞いたうえで、クライエントから語られた経歴・身につけてきた能力・クライエントの持ち味より、さらに効果的な伝え方を例を挙げながら具体的に教えるということもある。また、クライエントの問題が、クライエントの気づかない自身の非言語表現（態度、表情など）が原因のひとつになっているときには、そのことについて指摘をして改善を促すこともある。しかし、これらの指導は、カウンセリングのプロセスの後半になってクライエントとの信頼関係が十分に構築できており、温かい人間関係のなかでお互いが自由に発言できる状態になり、クライエントの問題に二人が協力して取り組むというスタンスが形成されていることが前提条件となる。助言についても、クライエントの気づきのためには、ときとしてクライエントにとって耳の痛い内容のことも伝えなければならない局面もあるが、その場合もカウンセリング・プロセスの後半に、この前提条件のもとに行う。

（3）心理アセスメント

クライエントが「自分の適性がわからない・自分の適性が知りたい」「○○の仕事に自分は向いているだろうか」など、問題の解決にあたって自分についての情報を求めるケースがある。その場合は、心理検査（職業興味検査、性格検査、適性検査）を活用するが、キャリアカウンセリングで心理アセスメントを行う際は心理検査のデータをクライエントにフィードバックすることが大きな特徴になる。その際の心理アセスメントの目的は、援助するカウンセラー側への支援よりも、援助の対象となるクライエント自身への支援すなわち「自己理解、自己洞察」

を促す役割に比重がおかれたものになる。よって心理検査の結果は、カウンセラー自身よりもクライエント本人にどのような意味をもつかが重要になってくる。

その心理アセスメントがクライエントにとって有効に役立つかどうかは、心理検査をフィードバックするカウンセラーの役割が非常に重要である。なお、キャリアカウンセリングで用いられる心理検査は主に質問紙法の心理検査であり、投影法の心理検査が用いられることは少ない。以下は、カウンセラーが心理アセスメントを行う際の留意点である。

①心理検査の役割

キャリアカウンセリングで活用される心理検査の役割は、クライエントが自分自身及び自分の方向に気づくためのきっかけであり、手がかりである。心理検査の結果で思ってもみなかった自分の適性がわかるとか、隠れた才能が明らかになるなど、心理検査の結果から何か劇的な発見ができるというものではない。クライエントが漠然と抱いていた自分への思いや考えを整理したり、安心感、納得感や気づき（自分自身を客観的・分析的に眺めることができるようになる）を得るためのものである。

②心理検査の効用

カウンセラーがクライエントに心理検査の解釈を伝え、それに対するクライエントの反応を聞くことで、クライエントの本音や内面が語られ出す。そのことによって、クライエントの自己理解のみならず、カウンセラーもクライエントのパーソナリティに対する理解を深めることができる。また同時に、クライエントの抱える問題の背景（例えば、職場不適応の背景――環境との不適合の要因）が浮かび上がることもある。心理検査の結果から二人のやりとりが深まることで、カウンセリングのプロセスが促され、次の段階への橋渡しになる効果も生まれるのである。

③心理検査活用の注意点

心理検査の結果を絶対視しない、厳密に考えないことである。例えば、職業興味検査で、希望する職業分野への興味が低かったという結果が出たから、その職業分野には向いていないから諦めた方がよいと決めつけるなどである。心理検査は科学的なツールであるが、誤差や限界もあることや、心理検査は人間の全人格を測れるものではなく、パーソナリティの一部分を測ったものに過ぎないということを踏まえ、参考データとして活用することである。また、クライエントが心理検査の結果をフィードバックされたことによって、ネガティブな影響（検査結果を絶対視し過ぎて落ち込む、固定的・悲観的に考えてしまうなど）を受けることは避ける。

以上は、心理アセスメント活用の前提となる心構えともいえるが、表1は、キャリアカウンセリングにおいて心理検査をクライエントにフィードバックする際の具体的な手順である。

表1　キャリアカウンセリングにおける心理検査の実施～フィードバックの手順

①何を測る検査か、何がわかるかをカウンセラーはクライエントに伝える

心理テストの実施にあたっては事前にテストの目的、何がわかるかを伝え、クライエントの了承を得ることが前提になる。カウンセラーの単なる興味・関心から実施を勧めない、また強制しない。カウンセラーは、少なくとも実施しようとしているテストの理論、尺度や得点の意味、解釈のしかたを熟知し、品質に関するデータを把握しておく。

②クライエントの了承後、実施

③心理検査の結果が出たら、そのプロフィールからクライエントがどんな人かカウンセラーは考察する

解釈の手引きを参考にクライエントの特徴を把握

④カウンセラーはクライエントに仮の解釈を伝え、感想を聞く

クライエントはこんな人かもしれないという仮説を立て、クライエントの心理的な状況を踏まえて、解釈を伝える。解釈を聞くときのクライエントの様子にも目を向け、はっと気づいたような表情か、戸惑ったり辛そうな表情をしていないか注意。テストの結果によりクライエントがネガティブな影響を受けないように配慮する。解釈に対するクライエントの感想を話してもらうことはクライエントが自分の内面を話すチャンスとなる。相互のやりとりによってクライエントの自己理解、クライエントとカウンセラーの相互理解が深まる。

⑤話し合ったことをまとめる

クライエントに対し、「何か聞いておきたいことはないですか?」など、クライエントが不安や疑問に思ったことはないか確認。あればそのままにせず、クライエントの不安や疑問について、お互いに話をして納得できるようにする。

(4) リファー(他機関への依頼)

クライエントの問題がカウンセラーとしての自分の対応できる範囲を越えている場合は、他の専門機関を紹介する。例えば、クライエントはキャリア上の問題を抱えているが、問題の解決のためにはまずは精神疾患の治療を優先した方が良い場合や、すでに精神疾患の症状が見られ、早期に受診が必要と思われる場合、クライエントが心理療法を必要としている、あるいは希望している場合は、専門の医療機関の紹介および情報提供をする。希死念慮(死にたい気持ち)がある場合も早期に受診が必要である。クライエントの問題が法律に関係する場合は、然るべき法律相談が可能な機関を伝える。クライエントが職業の斡旋を求めている場合は、公的および民間の職業斡旋機関を紹介する。

いずれにしても、目の前のクライエントに何が必要かを判断し、自分の手に負えない、守備範囲を越えている場合は、然るべき機関にリファー(依頼)するということが職業倫理上必要なこととなる。カウンセラーにとっては、自分のできることとできないこと（限界）を知った上で、クライエントの援助に臨むことが大切である。

ステップ5　終結

カウンセラーとクライエントで、クライエントの問題解決のためのさまざまな具体策が検討され、クライエント自身が問題を解決するための道筋が見えてきたところで、「いったん」はキャリアカウンセリングは終結する。クライエントがカウンセラーと話し合ってきたことで、「これから取り組むべき解決策を早速実行に移してみよう」、「これからは自分の力で行動していくことができそう」、「自分の進むべき方向性が見えたので、これで自分なりにやってみよう」などの前向きな意思をクライエントがもてたら、このキャリアカウンセリングは一応の成功をみたといえると筆者は考えている。キャリアカウンセリングは、これまで述べてきた一連のプロセスが一回の面接で終結まで進むことも多い。クライエントの内にある自立の力が着火されたのだから、これまで以上の力が発揮できるであろうとクライエントのこれからの新しい行動や可能性を信じて終結する。

しかしながら、現実の壁はなかなか厚く、クライエントは解決策を実行してみたが思うような成果が得られなかった、あるいは掲げていた目標を変更して妥協点を見つけることになったという場合もある。そこで、最初に「いったん」終結と記したのは、クライエントが軌道修正する必要が生じた場合などは、再度カウンセリングを予約、来談し、ステップ２から再びカウンセリングがスタートするということである。また、成果が得られて、希望がかなった、自分なりに目標が達成できたというクライエントが報告をしに再度来談するケースもある。

初回のカウンセリング終了時に、クライエントがそのフォローを求めて、あらかじめ次回の予約を取る場合もあるし、心理アセスメントを実施する場合は、次回に結果を持参してもらって心理検査の解釈・フィードバックを行うこともある。このように必要に応じて継続面接ももちろん設定する。終結の際には「困ったことがあったら、いつでも来談してください」とクライエントに伝え、クライエントもその言葉を〝お守り〟として、まずは自分なりに行動に移してみるのである。

さて、終結の際にカウンセラーとクライエントでやるべきことは、話し合ってきたことの振り返りである。筆者は、必ず終わり際に「今までお話してきましたが、いかがでしたか?」とクライエントの感想を聞くようにしている。クライエントは、自分の内面を振り返り、すっきりした、気持ちが楽になった、来談して良かった、これからの方向性が見えたなど、今の自分の気持ちをカウンセラーに語ってくれる。このときに、注目すべきは、クライエントの非言語表現であろう。どのような表情で、態度で感想が語られているのか、言葉だけではなく、非言語表現にクライエントの本当の気持ちが表現されているのである。特に変化が如実に現れるのが「目の力」であると筆者は経験から思う。面接スタート時よりもクライエントに笑顔が出て、目に力が込められていれば、あるいは、表情が輝いていれば、この面接時間がクライエントにとって有意義な時間であったと考えている。

カウンセラーは、面接終了後、自らのカウンセリングを振り返り、記録票を作成する。これまでの一連の流れを振り返り、自己評価するのである。筆者の関わる相談機関では、面接直後にクライエントからカウンセリングについてアンケートを記入してもらっている。アンケートの回収は、事務担当者が行い、面接終了後にカウンセラーはアンケートを目にすることになる。このアンケート結果がクライエントからのカウンセリングに対する評価であり、エビデンス(evidence)ということになる。カウンセラーはこのアンケート結果を真執に受け止め、自らのクライエントとの関わりを内省しながら、記録票を作成する。

次に、このアンケート結果を分析・考察したなかから見えてきたこと、アンケート結果から筆者が考えたキャリアカウンセリングのあり方について述べたい。

第6章　クライエントに満足をもたらすキャリアカウンセリングとは

Ⅰ　クライエントのアンケート調査から見えてきたこと

カウンセリングは、「心」という目に見えない対象を扱っているため、医学の領域のように血液検査やレントゲン検査などの数値により治療効果が目に見えて確認できるようなものではない。結果、成果の検証は、通常はクライエントが終結時に語ってもらうクライエント自身の気持ちであったり、その後、クライエントが行動に移せたか、クライエントが変化できたか、クライエントが目標を達成できたかで推し量るしかないのである――しかし、これは必ずしもカウンセリングの良し悪しだけによるものではなく、環境要因など他の要素も関係する。また、実際に行動に移すのはクライエント自身であるから、「カウンセリングの効果は、ある意味ではクライエントがカウンセリング・セッション以外の時間に、自分の状況を改善するために何をしたかに依存している」（木村、二〇一〇）ということになる。

筆者の関わる企業のカウンセリング機関では、創設以来、継続して、キャリアカウンセリングの直後（終了後・カウンセラー退出後）にクライエントへアンケートを実施している。アンケート実施の目的は、カウンセラーのカウンセリング能力・技能の向上である。

アンケートの内容は、受けたキャリアカウンセリングに対するクライエントの満足度の評価項目とその具体的な内容を示す項目の評価、そしてフリースペースに自由に感想を書いてもらうものである。記入後は、事務担当者が回収する。その後、カウンセラーは、自分のクライエントのアンケートをもとに真執に自らのカウンセリングを振り返り、クライエントへの関わり方やプロセスについて吟味、内省しながら、以降のカウンセリングに活かすのである。

キャリアカウンセリングのさらなる質的向上を目的として、過去には、数年間分のクライエントへのアンケートについて調査分析を行った。クライエントのキャリアカウンセリングへの満足がどのような要因と関係が深いのかを明らかにするため、キャリアカウンセリングへの「満足度」の回答と下位項目の回答との相関分析を実施した。結果、クライエントの「満足度」と相関のみられた項目は、これから為すべきことがわかったというような行動に関わる項目より、気持ちが整理されたといったような気持ちに関わる項目により関係がみられたのであった。

また、フォロー・アンケートとして、同一のクライエントに来談二カ月後にＷＥＢにて（受けたキャリアカウンセリングは）役に立っているか、何か気持ちおよび行動に変化があったか、これから迷ったときに、また受けたいかといった項目でのアンケートを実施しているが、これらの項目と相関がみられたカウンセリング時のアンケート項目は、気持ちに関わる項目であった。この分析結果を考察し、この相談機関では、クライエントの心理的な側面への配慮、心理的なサポートをより重視する必要性を認識し、キャリアカウンセリング・サービスを実施していくこととなった。

「キャリアカウンセリングへのクライエントの主たるニーズは職業情報やアドバイスを得ること」という一般的な認識があるかもしれないが、実際には、クライエントは、葛藤や自身喪失、不安のため立ちすくんでしまっている状態が多くあり、その停滞から抜け出す心理的援助を何より必要としているのである。まずは自分なりに踏み出して、やってみようという勇気と希望をクライエントに与えられるかどうかが、キャリアカウンセリングの成否を左右する重要な点である。

Ⅱ　クライエントに満足をもたらすキャリアカウンセラーの行動と姿勢

以上の調査分析結果と日頃のクライエントの個別アンケートの考察より、筆者が行き着いたキャリアカウンセリングにおけるカウンセラーの取るべき行動や姿勢を挙げておきたい。

①クライエントの「味方」になること

クライエントは、「目の前のカウンセラーが親身になってくれた」と感じることで、前に進む勇気を得る。また、黙って「うん、うん」と只々うなずいて寄り添うだけのカウンセラーよりも、行く手に困難はあるが自分なりに道を切り開いていきたいと考えている自分の「味方」となって、一緒に知恵を絞ってくれるカウンセラーが、働く人の自立が求められるこの時代のキャリア問題に関わる援助においては、より必要とされるのではないだろうか。

②カウンセラーは客観的でありながら明るく率直であること

前述したカウンセリングの進め方では、前半部分では「質問」「傾聴」「受容」「言い換え」「支持」などの技法を使いながらクライエントに関わり、クライエントの内面を理解していくが、もしもクライエントが切迫感や焦りなど強い感情に支配されていたとしてもカウンセラーは巻き込まれず、客観的でかつ楽観的な明るさを忘れないことである。暗く深刻に、沈み込んではいけない。クライエントが将来への悲観的な感情に支配されていても、カウンセラーは、まず目の前のできることに焦点をあてていく。そして、クライエントの前でカウンセラーは率直で等身大であり、信頼関係を前提として、プロセスの後半には助言などでクライエントに対してカウンセラーがときには自分を開示していくこと（私はこう思いますよ、など）も必要なことであると考える。理由は、カウンセラーがクライエントに自己洞察を促すばかりでいっこうに自らを表明しようとしない態度であったり、表面的な関わり方であれば、クライエントは「親身になってくれた」という感じはもちにくいからである。まして、心のなかではクライエントを否定しているのに、顔ではニコニコ優しく振る舞うならば欺瞞的でクライエントの信頼を得ることはできない。

③個を活かすことが組織を活かすという考え方

カウンセラーはクライエントを裁かない。カウンセラーはクライエントより上の立場でも下の立場でもなく、クライエント同等の立場で個としてのクライエントの側に立ち、クライエントを支援する人でありたい。クライエントに「引導を渡す」役割は人事担当者や上司の役割であって、カウンセラーの役割ではない。不平不満を抑えるためや組織に適応するよう説得するためにカウンセリングがあるのではなく、あくまで個を活かすためのものであると筆者は考える。今の時代は、個を活かすことと組織を活かすことは相反しないのである。個と組織をいかに統合するかが、現代の重要なニーズであろう。

④「欠如」より「未発達」と捉える

クライエントが苦手なこと、できないことはクライエントの能力の欠如ではなく、そのような能力がクライエントはまだ未発達な状態であると捉える。未発達であるということは、クライエントが、自分はそのような能力の獲得が未だ不完全であることに気づき、意識して努力や訓練を続け、そのような能力を身につけられるようになるという可能性を秘めているということである。クライエントをそのような存在と捉えて援助する。人間は生きている限り成長・発達する存在であり、自らが描く未来に向けて進歩し続けたいと願う存在なのである。

⑤クライエントはなぜ来談したのかを知る

キャリアカウンセリングにおいては、クライエントは職業や雇用・労働市場に関するさまざまな情報を求めることが多いが、今やネットでもさまざまな情報が入手できる時代である。それなのになぜクライエントはわざわざ相談機関まで足を運んでいるのか。例えば、「適性がわからない」「適性が知りたい」という相談内容はしばしば見られるが、筆者の経験では、クライエントは単に自分の適性情報を得たいために来談するのではない。「適性がわからない」というクライエントの裏側には自分自身への自信喪失感情やときとして絶望感が伴っていることもある。クライエントの欲しているものは知的な情報だけでなく、背景に心理的な援助を求めている場合も多いことを心に留めておくことである。

⑥「今のあなたでいいのです。」とクライエントを肯定する姿勢と言葉

誰しも自分を認めてもらいたいものだが、大人になるにつれ、できて当然と周囲から承認の言葉を得る機会も少なくなっていく。働く場面でも自己肯定感が揺らぐ出来事は多い。「今のあなたでいいんですよ」といわれているようなカウンセラーからの愛のある言葉により、クライエントは自信喪失や不安から自分を立て直すことができるようになるのである。クライエントはカウンセリングを通じて、「それほど自分を悲観しなくてもいいのだ、今の自分でもいいのだ」と自己肯定感が生まれ、〝自己認知〟を修正できるようになる。今の自分でいいのだ。これからは、もっとこうなりたい――そう思えたとき、クライエントに目標に立ち向かっていける力が生まれる。終始、知的に問題の把握に集中することより、むしろクライエントが自己肯定感を取り戻せるような関わりや言葉がけに重きをおくことが、クライエントに前向きな変化をもたらす。

⑦クライエントの性格より行動に焦点を当てる

例えば、カウンセリングのプロセスの後半、カウンセラーとクライエントに信頼関係が構築できて、お互いがリラックスして話せるような状態になったとき、「やはり、これだけはクライエントに気づいてもらった方がよい」「もしかしたら受け入れにくいかもしれないが、クライエントの問題解決のためには言ってあげた方がよい」と思われることをカウンセラーは伝えることがある。その場合は、クライエントの「人物」や「性格」を対象にするのではなく、「行動」や「表現」に焦点を当てて言及する。例えば、「そのような表現のしかたをしていると職場で誤解を受けてしまう場合もあるかもしれませんね」「その行動は今後はもう少し配慮した方がいいかもしれませんね」など、振る舞い方や言葉の表現の仕方を取り上げる。するとクライエントも自分そのものが否定されたと感じでしまうことがなく、受け入れやすくなるものである。

Ⅲ　キャリアカウンセラーの要件

キャリアカウンセリングには、クライエントが自己理解、自己洞察を深め、停滞を抜け出し自ら問題に立ち向かっていけるようになるための「心理的援助」と、自らが意思決定し、問題解決への行動を起こしていけるようになるための「適切な情報提供や助言・指導」の援助の二つの方向からの援助が欠かせない。渡辺（一九九〇）は、「一般には、キャリアカウンセリングは最もむずかしいカウンセリングであると言われる。それはカウンセラーは、面接技術だけでは不充分であり、さまざまな情報、現実界の様子を知る必要があり、さらに多くの場合、問題解決までの期間が決められているからである。」と述べているが、カウンセラーには援助の土台となる学問体系や理論はもとより、援助に必要な種々の情報、幅広い知識の習得が求められるのである。

働く人を支援するキャリアカウンセラーに必要とされる要件について、参考に以下に列挙した。これらは、働く人へのキャリア支援を実践する際に、欠かすことのできない知識やスキルである。

1　カウンセリング心理学、キャリア発達理論、キャリア行動の理論、カウンセリング理論・技法、パーソナリティ、適性、発達心理学、産業・組織心理学、集団力学、メンタルヘルス（心の病気の症状とそれらへの初期対応、職業性ストレス理論、職場のメンタルヘルス対策など）の知識をもち活用できる。

2　キャリアカウンセリング、キャリアガイダンスに関するスキル・知識をもち実践できる。

3　雇用・労働市場情報とその動向・リソース、経営人事、人事賃金制度、能力開発などに関する情報とその活用について知識をもつ。求職活動支援のスキルをもつ。

4　特別な配慮を必要とする人々（若者、中高年、再就職希望の女性、障害者など）への支援ができる。

5　測定・評価——心理検査に対する知識（実施〜正しく解釈・フィードバックができる、信頼性、妥当性、標準性の概念の理解、使い方・選び方・活用のしかたの理解）をもち実施できる。

6　コンピューターの活用——コンピューターと周辺機器への理解・活用、インターネットを利用した情報検索、コンピューターによるキャリアガイダンス支援ができる。

7　プログラムの実施と管理——キャリア支援のための研修、教育訓練の立案、実施ができる。

8　コンサルテーション——関係する専門家（人事、上司）などへの助言・指導、環境調整への支援ができる。

9　倫理的および法的問題——カウンセラーの倫理綱領を遵守し、法律に従って行動できる。

10　リサーチと評価——現場の活動の調査研究、評価、プログラムの評価を行うことができる。

プロフェショナルなキャリアカウンセラーには、このような幅広い知識とスキルが求められる。アメリカにおいては、キャリアカウンセラーは高度な専門的職業と認められ、活動するためにはカウンセリング心理学専攻の大学院修士課程を修了することが義務付けられているという。

産業領域においてカウンセラーとして、働く人のキャリア支援に携わる場合、産業組織で働いた経験さえあれば有効に活動できるというわけではないし、あるいは、産業組織で働いた（社会人として働いた）経験はなくても資格を保持しているから有効に活動できる、というわけでもないと筆者は考える。何よりキャリアカウンセリングの学問体系を身につけ、かつ活用できることが必要である。そして同時に、自らも組織に身をおいて働いた経験、仕事の現場でさまざまな経験を経てきていること――そのことは、クライエントへの共感の引出しを豊富にもつことになるであろうし、カウンセラーとしての「奥行き」となるだろう。なお、キャリアカウンセラーが、理論や知識をどのように用いているかの例は、第2部の事例を参考にしていただきたい。

企業内においては、人事・教育担当部門によってキャリア支援施策としてキャリアカウンセリングが展開される例がある。キャリアカウンセリングは、この変化の激しい環境のなかで働く人全てと組織の双方に寄与できる組織内キャリア支援策の一つとして今後ますますニーズが高まっていくと考えられる。キャリアカウンセリングにあたるスタッフは、話を聴く技術だけを身につけるのでなく、キャリアカウンセラー資格およびキャリアコンサルタント資格を取得しキャリアカウンセリングに必要な一定の知識体系を身につけて、活動することが期待されている。活動する方々にとって、本書が何らかお役に立つことができれば嬉しい限りである。

第2部　働く人の悩みに応える27のヒント

I　社会人デビュー前後の悩み

1　有名ブランド大学生ではない自分は、就職できるのか不安でしかたありません。

現在、大学三年生です。これから就職活動が始まるのですが、有名大学の学生ではない自分が就職活動に成功できるのか、今から不安でしかたがありません。これまでの大学生活を振り返っても特にこれといって自慢できるような活動をしてこなかったし（普通にサークル活動とアルバイトはしていましたが）、これといってアピールできる点が見つかりません。先輩の話を聞くと、何十社もエントリーし、説明会に出席し、でも面接にもこぎ着けない企業がたくさんあったとのこと。また、そもそも自分が何に向いているのか、何がやりたいのか、どんな会社を選んだらよいのかも明確になっておらず、漠然と不安な毎日です。どうしたらよいのでしょうか。

（大学生、男性、二一歳）

「有名ブランド大学生」でさえあれば、誰でも就職活動がうまくいく、ということはありません。あなたの大学の先輩のなかには第一希望企業に入社して満足している人もいるはずでしょう。大学名だけが就職活動の決め手ではありません。しかし、かといって「人物」に自信があるから手放しで大丈夫というわけでもありません。

まず、あなたが最初におっしゃっている、就職活動に「成功する」とはどのようなことでしょうか。世の中に名前が知られている有名企業に入社する、ということでしょうか。あるいは、将来性の見込める成長企業や穏やかな社風の安定企業に入社するということでしょうか。会社というものは、目的を同じくする集団であり、極論すれば「運命共同体」のようなものとも言えます。長い人生をともにする（という想定の）集団です。どんな集団の一員になるかは、とても大きな決断になりますね。また、そもそも属する集団がなかったら、どうしようという恐怖心もあるのだろうと思います。これから就職活動を始めるにあたって、自分にとっての就職活動の「成功」とは、そもそも何なのかを考えてみるとよいと思います。

そのために、「働く目的」についてここで考えてみましょう。あなたは、何のために働きたいですか。収入を得て経済的に自立するため、自己成長のため、家計を助けるため……さまざまあると思います。全ての仕事の目的に共通することとしては、「世のため、人のため」ということがあります。あなたは、「何に携わって」世のため、人のために働きたいですか。人や社会に役立つモノを作ることに携わりたいですか。それともお金に携わって日本経済を豊かにしたいですか。あるいは、情報、人、サービスなどに携わって、世の中を発展させたいですか。まずは、あなたが携わりたい分野・その興味について一度じっくり考えてみてください。しかし、ただひたすら机の前に座って考えていても思いつかない場合もありますので、参考に就職支援サイト（リクナビなど）を眺めてみましょう。

携わりたい分野は、「業界（業種）」（会社の生業の括り、例：メーカー、金融、ＩＴ、情報通信、人材ビジネス……）ということになります。業界にはさまざまありますから、サイトに掲載されている括りに従って、閲覧してみましょう。また業界研究というコーナーがあったらよく調べてみましょう。書籍でも業界研究に関する本はたくさんあります。業界研究をテーマにしたセミナーがあれば参加してみるのもよいことです。あなたの閃きを助けてくれることでしょう。もちろん、大学で学んだ内容や専門分野が、携わりたいものへの興味に繋がっていくことも多いと思います。なお、携わりたい分野は、ピンポイントではなく、なるべく幅広いスタンスをとることが肝要です。ただ、幅広くといっても何でもかんでもエントリーは避けましょう。自分にとっても相手の会社にとっても良いことはありません。

会社を見るときは、決して大手企業だけに注目するのではなく、中堅中小企業まで幅広く眺めていきましょう。特に中小企業は、一般的に大手企業に比べ人が集まりにくいですから、歓迎されるはずですよ。

このようなことを実行してみてもまだ漠然としていたら、大学内の就職支援の担当者やキャリアカウンセラー（キャリアアドバイザー）に相談してみるのもひとつの方法です。そして、もう一つの方法は、あなたの身近なところを見渡してみることです。身近というのは、あなたの家族、親族などです。どのような分野に携わっていますか。家族・親族が携わっている分野は、もしかしたら、あなたにとってもとても身近で親しみやすい分野かもしれませんね。

ここで、最初にふれました「あなたにとっての就職活動の成功」ですが、あなたが携わりたいと思ったモノやコト……そのことを生業とする会社に入社できたとしたら、成功のひとつを手に入れたと言えるのではないかと私は思います。いくら知名度のある大企業でも、将来性豊かな成長企業でも、あなたが携わりたい分野でなければ、入社してからなんとなく違和感を感じてしまうかもしれませんし、もしかしたら働いていても十分な満足が得られない可能性があるかもしれません。

そして、最後に、あなたの不安な「自己アピール・ポイント」についてですが、アピールするために、わざわざアピール・ポイントを無理をして付け焼刃で作る必要はありません。あなたが携わりたいと思った分野を生業とする、その会社の社長や人事担当者は、寝ても覚めてもその分野のことを考えている人達です。あなたが携わりたいと思った理由や、その会社の一員になりたいという意欲を、誠実さと熱意をもって伝えることが大切です。

（もしも万が一、卒業時に未内定だったとしても、諦めず卒業後も引き続き活動しましょう。ハローワークも新卒ハローワークといって未内定で卒業した若者の支援をしていますし、新卒者同様に正社員として採用される可能性も十分あります。）

それでは、ご健闘を祈ります。

仕事の目的は「世のため、人のため」。あなたは何に携わってそれを実現したいですか。

2 卒業後、どんな分野を目指すのか決められずにいます。

私は今看護専門学校の三年生です。最終学年になり就職も決めなければなりませんが、どこに就職したいのか、どんな分野で働きたいのかよく分かりません。友人は小児看護がやりたいと言ってすでに小児の専門病院に就職が決まっています。彼女の話を聞くと、何をやりたいのかはっきりしていない私が看護師をやっていいのかとさえ思ってしまいます。両親は私の就職を楽しみにしていて、安定感のある公立病院への就職を勧めます。こんな状態で看護師になっていいのでしょうか。

(看護専門学校生、女性、二一歳)

友人たちが次々と就職が決まっていくなかで、ひとり取り残されたような気持ちになっているのですね。看護師は現在需要が多く、自分で望めば希望の就職先に就職が可能ですから、他の職業選択よりは学生にとって有利ですね。しかし、逆に選べるということは迷う原因にもなっているように思います。こんな風に迷っているときこそ、自分のキャリアの原点をひも解いてみるのもいいかもしれません。あなたが看護師という仕事について意識したのはいつのことですか。そのときに影響を受けた人、職業の選択に対して支援してくれた人は誰ですか。あるいは影響を受けた出来事は何だったでしょうか。そのときのあなたの考え、感情はどのようなものだったのでしょうか。年表のように書き出してみてください。あるいはじっくりと友人に聴いてもらうのもいいかもしれません。そうするとあなたのキャリアの出発点が再認識できるはずです。

キャリアは生き方であるとも言われています。自分の意志をもって決定することもできますが、決定に迷ってしまうときがあるのも人生です。看護師という職業を一〇代で選択し、専門学校に入学したあなたですが、同級生たちも、自分の強い意志で入学した、人生の流れのなかで選択せざるをえなくて入学した、あるいは人に勧められるままに入学した、など一人一人がさまざまな理由・事情で決定をしているかもしれません。卒業が間近になると、こういった決定に対して再確認する作業が待っているのです。

しかし、たとえ誰かの勧めでなんとなく入った道でも、過去の決定に対して悔やむことはないと思います。大切なことは決定した後、どうだったかということです。看護学校のカリキュラムは非常に過密です。「そんなに頑張ったわけでもない」と思っているかもしれませんが、そんな過密スケジュールをやり遂げたあなたの頑張りは十分に認められるべきだと思います。

自分をまず、認めてあげましょうね。

また、あなたご自身は、看護師になって病院で働きたいという意志は明確なようですね。ご両親はどうして公立の病院がいいのではないかとおっしゃるのでしょうか。人生の先輩であり、あなたの一番近くで見守ってくださっているご両親の意図もよく聴いてみて欲しいと思います。また、公立の病院や民間の病院、大学病院などの職場を、想像しているだけでなく実際に直接訪問して肌で感じ取ることも大切です。他の人にとって良い評価の病院でも自分にとっては、しっくりこないということもあります。病院では体験研修をおこなっているところがほとんどですので、ぜひ参加してみてください。またそこで働いている先輩がいたら具体的に質問してみるのもよいでしょう。しかし、それも個人の意見ですから、あなたの視点でよく考えてみてくださいね。

これまで影響を受けた人や出来事を振り返り、自分の思いや考えを辿ってみることが、自分の原点を再認識することになります。

3 仕事のために私生活を犠牲にしなければならないのでしょうか。

大学院を修了して入社し、一年弱が経ちました。本社の開発部門にいきたかったのですが、支店の営業部門に配属され落胆したものの、なんとか気持ちを切り換えました。最初の半年は先輩と顧客訪問をするなどしていましたが、その後は、一人で複数の顧客を先輩から引き継ぎ、担当しています。ただ、細かいことを言う顧客を押し付けられた気がします。即戦力だ、などと言われますが私には無理です。仕事がうまく進められず、先週も、ケアレスミスばかりじゃないかと、課長に怒られました。一年目なのでわからないこともありますし、要求が細かいという顧客の性質上、しかたがないことだと思うのですが、なぜこんなに怒られるのでしょうか。

先日は、営業会議で居眠りをしてしまい、課長にこっぴどく怒られました。居眠りはよくないとは思いますが、事情も聞かずに怒るのは納得できません。仕事だけで一日を終わらせたくないので、帰宅後は自分のための時間をもつようにしています。でも、帰宅時間が遅いので、寝るのは夜中の二〜三時ごろになるのです。これまでも、自分の生活を充実させたいと思ってきました。そもそも、仕事のために私生活を犠牲にしなければならないのでしょうか。

（営業職、男性、二五歳）

あなたは入社後、ご自身にとって理不尽だなと思う局面が何度もあったのですね。入社時の配属希望が叶えられなかったことに対して、なんとか気持ちを切り換えられ、今まで頑張ってきたのですね。その後、先輩について営業の基本を学びながら、半年後いよいよ営業職として独り立ちし、ご自身の働き方、生き方を考えているようです。そして、今、私生活を犠牲にしているような何か釈然としないお気持ちになっているのですね。

これまでも、自分の生活を充実させたいと思ってきたあなたが、今の生活のありように戸惑っているのはもっともだと思います。なぜなら、大学院を修了するまで、約二〇年もの間、学業を中心に生活してきていらっしゃるので、「仕事をする」という生活は、その生活のありようや人間関係のありようが大きく異なるからです。異文化といってもいいでしょう。そして、そういった異文化の生活に入ったときに、最初から、これまでと同じような生活スタイルが可能かというと、残念ながら難しいことも多々あると思います。

仕事をすると同時に、「自分のため」の時間をもつ、つまりワークライフ・バランスのありようを考えているあなたにとっては、仕事をする時間の他に、大事な時間がさまざまにあるということですが、今、あなたは、「自分のため」の時間にどんなことをしているのでしょうか。それは、今のあなたにとって大切な、生活を楽しむための時間なのでしょう。

生活を楽しむための時間についてですが、仕事の時間はどうでしょうか。実は、仕事をしている時間は、一日のなかで私生活よりもひょっとしたら寝ている時間よりも長いかもしれません。その意味で、仕事の時間も毎日の生活を楽しむための大事な時間といえるのです。しかし、現状では、仕事の時間はあなたにとって、まだ楽しい時間にはなっていないようにお見受けしますが、いかがでしょうか。一日の生活の大きな部分を占めるこの仕事の時間を楽しまないと、もったいないですよね。

それでは、仕事があなたにとって、楽しい時間になるための秘訣は何でしょうか。それは「仕事を一生懸命にする」ということです。シンプルですが、これに尽きます。一生懸命にならなければ、仕事は楽しくならないのです。それでは、一生懸命に仕事をするためにはどうしたらよいか。それは、心身を良好な状態に保つ、ということがまず基本になります。これまでの学業を中心とする生活とは違った、仕事をする生活において、あなたのもつ力を十分に発揮して、仕事に一生懸命に取り組むには、その資源としての心身のコンディションを良好にしておくことが最も大切なことになります。

また、あなたは組織に入った以上、職場における「役割」というものがあります。職場の一員として、あなたには周囲からの期待や要望が向けられています。入社一年目のあなたへの職場の期待は、職場のルールを理解し、そして仕事を覚えること、担当顧客に受け入れられ、信頼関係が築けるように努力すること、フレッシュマンらしく意欲高く取り組み、職場に刺激を与えること……でしょうか。このような役割を意識しながら、まずは集中してみることです。そうするうちに、職場にも顧客にもあなたのキャラクターが受け入れられるようになって、仕事の時間が少しずつあなたにとって楽しい時間になっていくはずです。

ここまでのお話で、今、あなたが優先すべきことは何か、どのような時間の使い方をすればよいのか、あなたはもうきちんと考えられるはずです。それは、仕事のために私生活の時間を犠牲にするということではなく、私生活も仕事も、同じように楽しめる人になって、あなたの生活を充実させていくためなのです。

新しい生活に適応して、私生活も仕事も楽しめる人になりましょう。

4 先輩が怖くて、職場に行くのが苦痛です。

私はある総合病院に看護師として入職して三カ月になります。配属になった外科病棟の主任は、仕事をテキパキとこなし、看護判断においても他のどの看護師よりも抜きん出ていて、医師や同僚からの信頼も厚い人です。しかし新人の私にとってはとても怖い存在です。私はもともと不器用なのですが、彼女の前では緊張が益々強くなり失敗を繰り返してしまいます。彼女の呆れたような顔をみると本当に自分のダメさ加減を感じて落ち込んでしまいます。彼女の発言は病棟に大きな影響を与えていて、何となく他の看護スタッフも私を見る目が「しょうがないわねぇ」と言っているように感じています。毎朝、職場のことを考えると足がすくんでしまいます。一緒に入った同僚に励まされ何とか出勤していますが、私は高い壁の前で立ちすくんでいる心境です。

（新人看護師、女性、二三歳）

看護師の免許を得て現場で働くことは、簡単なことではありませんね。学生時代はすぐに相談できる仲間や学校の先生がいて、励ましやアドバイスが得られたでしょうが、仕事ではそんな訳にはいきませんね。しかも患者の生命が直接自分の手に関わってくるのですから、ただでさえ緊張状態になってしまいますね。

まず、先輩看護師に対しての恐怖感についてですが、最初に先輩というよりご自身の緊張や不安について振り返って考えてみましょう。あなたはどんなときに緊張するのでしょうか？またどんなときに不安や恐怖を感じてしまうのでしょうか？　例えば受けもった患者さんやそのご家族に応対するときですか？　初めて経験する検査や処置に対しては上手く対処できますか？　自分を緊張させる原因がたくさんあるかもしれませんね。まずはそんな思いを率直にありのままに言葉にしてみることが大切だと思います。言葉にすると「私はこんな気持ちをもっていたのだ」とか「私はこんなことが苦手なのだ」などといったことが自分で見出すことができます。自分の状況を分析して言語化できたとき、自然に心が落ち着きそのことが不安ではなくなると思います。励ましてくださる同僚がいらっしゃるようなので、ゆっくりと、思いきり話しを聴いてもらう時間をつくりましょう。

次に、先輩看護師への接し方についてですが、同じ状況でも人それぞれにその状況への感じ方はさまざまです。たとえば、「後輩に対して厳しい指導をする先輩はひどい、許せない」と反発する気持ちをもったり、「こんなこともできない自分は情けない、自分は看護師に向いていないのでは」と自分を卑下し、悲観的になったりするかもしれません。嫌いだけど従わなければならない上司がいる、自信がないからできればやりたくないけど、担当だからやらなければならない仕事がある……学生時代にはあまり経験してこなかったような環境かもしれません。実は、先輩たちも最初からうまくいっていたわけではなく、あなたと同じような経験を経て、自分の感情に折り合いをつけたり、耐える力を身につけたりしてきているのです。

あなたも、固くなっている心を少しだけ開いてみませんか。周囲の先輩にも思いきって気持ちを打ち明けてみたらいかがでしょう。「今、私はこんなことが不安です。こんな恐怖感をもっています」と。そして主任にも勇気を出して、このように問いかけてみてはいかがでしょうか。「主任の新人時代のこと、お聞かせいただけませんか？　主任も不安を感じたことありましたか？」と。主任の新人時代の話が聞けたとき、あなたと主任の距離も縮まるかもしれませんよ。

あなたも先輩も新人時代は皆同じ。自ら心を開いてみましょう。

5 毎日仕事に追われるばかりで、成長の実感がつかめません。

私は、二年前にシステム開発の企業に入社しました。半年間の新人研修を経た後に、かなり大きな規模のシステム開発のプロジェクトの一員になり、日々、忙しく働いています。仕事の内容は、顧客先の企業に常駐して、上司や先輩が作成した設計書に基づいて、朝から晩までひたすらプログラミングをしていく仕事です。来る日も来る日もコンピュータに向き合って、プロジェクトの納期を破らないように、しかもミスのないように作業をしていくという仕事です。

この仕事は、自分にとっては入社して最初の仕事だったのですが、もともと文系の学部出身だった自分にとってプログラミングという作業は知識面でも能力面でも結構大変なわけで、日々、作業のノルマと納期に追われっぱなしです。次第に、ただただ仕事をこなしているだけの日々だなぁと感じるようになり、最近はどうも成長している実感がつかめずにどうしたものか？　と思う今日この頃です。こんな私って、どうなのでしょうか？

（システムエンジニア、男性、二四歳）

業界・職種に限らず、ビジネス・パーソンは「仕事の報酬は仕事」といわれるような価値観に支えられている傾向があります。「忙しいのは幸せなことだ」という考え方もあるでしょう。社会に出て初めての仕事に慣れないなかで、「ただただ忙しい」という状況も最初は仕方ないことかもしれませんが、しかし、それがずっと続いてしまうと、「種を蒔いて収穫する」ような感覚を味わうこともできずに、だんだんとしんどい状態に陥ってしまうことも自然な流れといえるでしょう。つまり、自分が成長している実感がつかめないとか、業務経験が自分の身になっていないといった漠然とした不安が生じることもあると思います。

では、社内や社外の研修といった機会があったとして、そこに行けば、何か学べるのかというと、必ずしもそうではありません。能力開発やリーダーシップ開発の実証研究から見ていくと、働く人々の成長の機会を提供する場になりうるのは、最も時間を費やす「現場での仕事」であるといわれています。

神戸大学の金井壽宏教授によれば、アメリカでは「七-二-一」というロミンガーの経験則という言葉をよく耳にするそうです。この「七-二-一」という比率は、リーダーシップの研修・研究機関であるロミンガー社の調査からでてきた数字ですが、実際に経営幹部として優れたリーダーシップを発揮できるようになった人々に、そこに至るまでのどのような具体的出来事が有益であったかを尋ねたら、仕事上の経験が七割、実際にリーダーシップを発揮している人(上司や顧客、取引先の経営者)を通じての薫陶が二割、研修や読書などの座学が占めるウェートは一割であったということころからきています。

これは海外だけの話ではなく、人が成長してきたと感じる瞬間は、研修という出来事よりも圧倒的に仕事の現場での経験や薫陶をうける人々とのやりとりであることが多いと筆者の経験からも実感できます。

また、アメリカの研究者コルブ（Kolb, D. A., 1984）は、いわゆるＯＪＴ（on-the-job training）は実際の現場での経験を通じた教育であり、働く人々が職場での経験を意味づけしていくことから知識を創出していくという学習プロセスを「経験学習モデル」として提示しています。このモデルは、仕事をただこなしている人は、単に経験したことで立ち止まっているから、「学んでいる・成長している実感」がない傾向にあるので、その経験をときどき振り返るということが重要であると強調しています。

経験を振り返り、今後の自分に役立つ「何か」を見つけて、さらに試していくという心構えが成長の実感がもてることに繋がっていくことでしょう。単に仕事をこなすだけで終りにしないということがカギになるのです。

成長は、現場の仕事から。そしてその経験を振り返ることから生まれます。

TOPICS

コルブの経験学習モデル

仕事現場での経験からの学習は、形式知（言語化、視覚化された知識）にしにくいものの、仕事の能力・技術・取り組み姿勢などの学習に適しているといわれます。この学習を「経験に基づく継続的なプロセス」であると捉えたのがコルブです。

コルブ（Kolb, D. A., 1984）は、学習プロセスを四つのステップからなる「経験学習モデル」として提示しています。

1　仕事の現場から具体的な経験をするステップ（Concrete experience）

2　経験した内容の振り返りを通じて自分と向き合うステップ（Reflective observation）

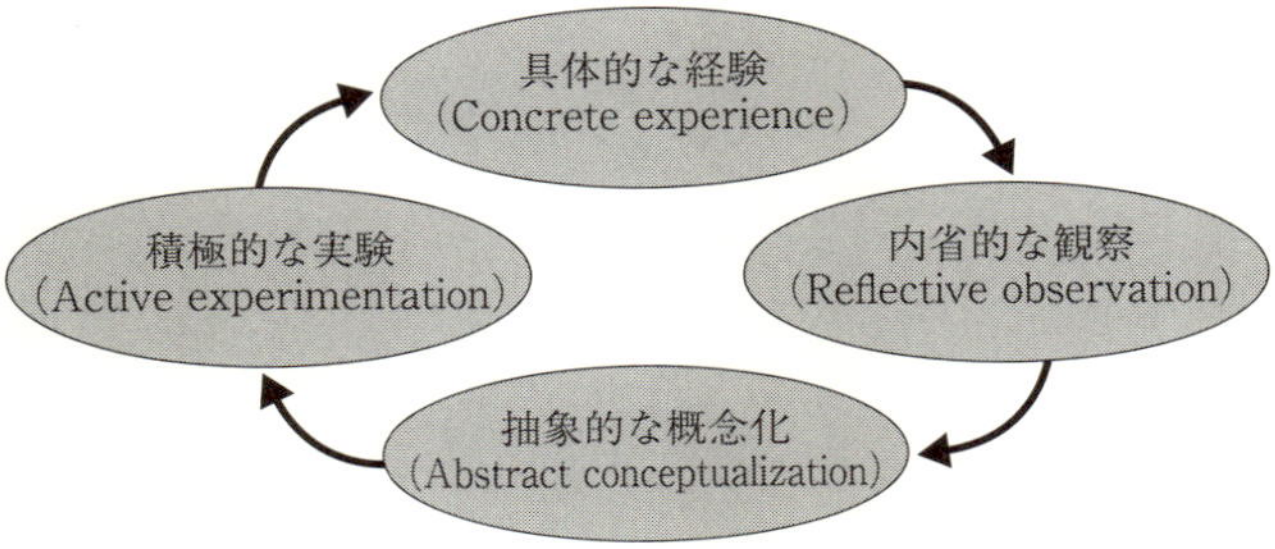

図3　経験学習サイクル

（出典）Kolb, D. A.（1984）Experiential Learning: Experience as the Source of Learning and Development.

3　振り返りから得られた法則・教訓を抽象的な概念・知識に変換するステップ（Abstract conceptualization）

4　変換された概念・知識を新たな状況に積極的に適用（応用）するステップ（Active experimentation）

上図で示したように、職場での経験学習は、以上の四ステップが絶え間なく連続していくプロセスです。このプロセスを組織的に支援していくことが、いわゆるＯＪＴの本質であり、この意味において、仕事の現場における上司（マネジャー）は指揮命令系統の観点から具体的な支援を提供する重要な存在でもあるといわれています。

6 このまま派遣社員でよいのでしょうか？

現在、広告代理店で派遣社員としてアシスタント業務（事務職）を担当して四年目になります。これまで、この職場ではいろいろなスキルを身につけることができました。時給にも不満はなく、職場の人間関係もとてもよく、上司や同僚からも評価してもらえていると思います。職場では「派遣社員は職場の定例ミーティングには原則出なくてもよい」「業務の目標管理は派遣社員には適用しない」とされており、これまでは、自分でもそれでいいのだと思っていたのですが、最近は、自分のなかで「何かが違う」と思い始めました。ずっとこのままの派遣社員でよいのだろうか？　この職場を離れて、正社員になった方がよいのだろうか？　という思いが沸いてきました。一方でこの職場以上に魅力のある職場はないとも思います。自分のなかで「もやもや」する気持ちが解消できません。

（派遣社員、女性、二七歳）

現在の会社に派遣社員として入って、四年間、一生懸命仕事を覚えて頑張ってきたのですね。職場の人間関係もよく、上司や同僚との信頼関係も築けていらっしゃる。今では、立派に職場の中核としての役割を果たされている様子が伺えます。今の職場や会社はあなたにとってとても魅力的な環境なのですね。

さて、お話を伺っていると、四年間頑張ってきて、ふと、これからもこのままでよいのだろうかと立ち止まって考えてしまっているとのこと。現在の職場の人間関係や、処遇については不満はない、しかし、「仕事への取り組み方」がこれでよいのだろうかと考えてしまっている。仕事の面で今ひとつ、やりがいや満足感に欠けているとお感じになっているのでしょうか。

派遣社員という雇用形態は、登録している派遣会社（派遣元）から派遣先企業（派遣先）に派遣され、仕事は派遣先の企業にて契約時に交わされた契約にもとづいて遂行します。派遣先は、派遣社員に仕事に関する指揮・命令を行い、派遣元は、雇用主として給与支払いや、福利厚生のサービスなどを派遣社員に提供します。

通常、企業においては、職場の定例ミーティングや、業務の目標管理は正社員は必須としますが、非正規雇用者には参加を求めないか、参加は自由とするケースは多いですね。

あなたの職場でもそこは求められていません。しかし、あなたは、お気持ちとしては正社員同様に会社の方針や目標を共有したいと考えていて、職場の一員として、もっと職場に「コミットメント」（関与）したいと考えているようですね。

そうであるなら、まずは、思い切って、あなたが今考えていることを上司に打ち明けてみることは「もやもやした気持ち」の解消のための一つの方法であると思います。定例ミーティングに参加して、会社や職場の目標を共有させてほしい、また、正社員と同様の目標管理の適用は無理でも、職場からの要望やその期間中の自分のやるべきことを明確にしながら、仕事をしていきたいといった旨を伝えてみてはいかがでしょうか？　まずは、あなたがどうしたいと思っているのかという、意思を明確にして伝えてみることは大切なことだと思います。自分にもっと自信をもって、まずは一歩、行動を起こしてみましょう。

また、迷われている「正社員になった方がいいか？」ですが、お話から、あなたの望みは、魅力的な今の会社で、正社員に転換することのように思います。「チャンスがあれば正社員になりたい」というあなたの意思を日頃から上司に伝えておくことは、正社員の補充が必要なタイミングが来たときに備えて意味のあることと思います。

職場にもっと関わりたいという意思を、自ら伝えてみましょう。

TOPICS

自我関与（組織コミットメント）とワーク・モチベーション

非正規雇用という立場だから、これ以上の職場への関与（この事例のように情報共有や目標管理など）はするべきではないと最初から決めつけて自分の気持ちを抑え込んでいる人は多いかもしれません。客観的に自分の現在の状況、立場を鑑みて、職場に自分の存在がある程度確立できている状態（そのためには、ある程度の就労期間や、職場における信頼の確立も必要ですが）なら、上司に働きかけて可能な範囲での適用を相談してみる方法もあると思います。

職場との一体感をもって、仕事を楽しみ、達成感を得て、仕事への満足感を高めることは雇用形態に関わらず働く人が活き活きと働く上では大切なことです。

ワーク・モチベーション（仕事に取り組む意欲）の研究では、「意味喪失感」（個人の果たす役割が全体へどのような関連をもち寄与しているのかという感覚を失ってしまうこと）や「社会的孤立感」（自分が働いている組織や集団に帰属意識がもてない）といった感情は、働くうえでの「疎外感」となり、働く人への悪影響となることが指摘されています。

また逆に、個人が自分の仕事や職場に「自我関与」（組織コミットメント＝組織の一員として組織の期待に応えようとする態度）の意識をもつことができれば、職場の一員として、職場のメンバーと協力して自主的に仕事をする傾向も高まるとされています。

自我関与の意識を高めるためには、自ら目標設定したり、一定の自由度の範囲のなかで自らの意思で仕事を進められることなどの条件も必要です。各人の自我関与が高まり、雇用形態に関わりなく職場の一体感がもてたとき、その組織のもつ力は最大化するのではないでしょうか。

7 このままでは自分に専門分野といえるものがないまま時間だけが過ぎてしまう危機感を感じます。

入社して四年目のシステムエンジニアです。基本的な仕事の内容は、客先のプロジェクトに常駐して、顧客の情報システム開発に際して、システム化するための要件の調整やとりまとめという作業が主なものです。同期入社が約三〇名いるのですが、会社の方針として聞いているのは、プロジェクトへの配属のされ方は人それぞれですし、所属している部門によっても異なるとのことでした。

私の場合は、これまで数カ月の短期間の小さな規模のプロジェクトをいくつか経験してきました。システムの領域は販売管理であったり、財務会計であったりとさまざまです。今のプロジェクトはこれまでで一番長く、一年半、ある客先に常駐していまして、ずいぶん慣れて楽になったとも感じています。我ながら、顧客との調整やとりまとめの業務もそつなくこなせるようになったきました。

先日、久しぶりに社内の研修がありまして、一年ぶりに同期に会いました。そこで仲のいい同期の話を聞いていると、たまたまかもしれませんが、その多くはこの四年間、一点集中型の業務経験をしてきているようです。私自身、これまでの経験の積み方は広く浅いかんじで、どうも自分のバックグラウンドとかコア領域と呼べるものがないのではないかという漠然とした不安があります。こんなことで大丈夫でしょうか?

（システムエンジニア、男性、二六歳）

社会人になって四年目ということで、お話を伺っていると、ずいぶん仕事に慣れてきていますね。一般的に、学校を出て会社に入った頃の何年間かは、生きていく環境が一八〇度変わってしまったことに戸惑いが生じたり、どこからともなく孤独感を抱いたりと、ある意味、不安定な状態が続く時期といえます。あなたの状況を鑑みると、もはやその状態からは卒業の時期にさしかかっているのではないかと思います。

入社して数年という位置づけの皆さんが乗り越えなければいけないキャリア上のテーマは、仕事の現場のなかで「仕事を覚えて、職場の一員になる」ということだと思います。それは、例えば社会人としての身の処し方を習う、職業人としての生活に慣れる、仕事の手順を覚えるといった基本的な行動の学習――作法といってもいいでしょう、これらを身につけていくなかで、所属する組織が自分を受け入れてくれていることを実感するとともに、自分自身も所属する組織を受け入れているということを実感するという双方向の一体感をもつということです。

ずいぶん楽になってきたということは、おそらく、あなたはそういったテーマ（課題）をそろそろ乗り越えて、次のステージに踏み出してきているのではないかと思います。その証拠に、次のステージの重要なテーマの一つに、「自分自身をより成長させてくれるよい機会を期待し、求めるようになる」というのがあるといわれているからです。まさに、同期のメンバーとの比較のなかで感じていることは、あなたの直面している次のステージの課題そのものではないでしょうか？

この時期のキーワードは、自分で考え、自分で意思決定し、自分で行動できるか。つまり主体性をもてるかどうかということです。確かに、同期のメンバーをみていると、あなたとは異なる流れの経験の積み方をされているようですが、これが唯一の正解ではないと思います。彼らのなかには、一点集中型の経験蓄積をとことん突き詰めて、スペシャリスト的な成長を期待されている人材もいると思います。昔から、専門性を深めていくことを穴を深く掘っていく形に喩えて、例えば一点集中型のキャリアの進め方をしていく人材を「I型人材」と呼んできました。

また、このI型人材のように狭い専門性だけではなく、環境変化への適応性を高めていくためにも、浅くても幅広い知識（バックグラウンド）をもつことを目指して、専門性を深めていくというキャリアの進め方の人材を「T型人材」と呼んでいます。Tの横棒が幅広いバックグランドで、縦棒が専門性を深めるというイメージです。さらに、最近では深める専門性もただ一つの領域ではなく、複数の領域をきわめていくことを目指そうという動きも盛んになっています。あなたの同期のなかには、現在は一点集中型でも、ある時点で、別の領域に進出し、一点集中型の経験を何通りか繰り返して、結果として、複数の専門性を獲得し、それらが後々に深層でつながっていくというキャリアの進め方のパターンを描く人材もいると思います。

さて、あなたの場合は、どのパターンでしょうか。今は「浅く広く」のキャリアの広げ方をしていますが、そのうちに「これだ！」という領域を見つけて、興味にまかせて突き詰めていくときが来るはずですよ。

今は焦らず、深掘り（専門性の追求）がスタートするであろう「来るべき瞬間」を楽しみに、日々の仕事に取り組んでみてはいかがでしょうか。

専門分野の作り方は人それぞれ。焦らず今の仕事をしっかりと楽しむことが大切です。

8 専門職からオフィス・ワークに転向したいのですが、自分の適性がわかりません。

音楽大学を卒業後、高校の音楽科の非常勤嘱託講師として三年間勤務してきました。しかし、経済的なことも考えて今後は民間企業などで働こうと考え、転職活動をすることにしました。ところが、転職活動を始めたところで、立ち止まってしまいました。企業で働くなら、漠然と事務職かなと考えていたのですが、今まで教員という専門業務に携わっていたので、自分の適職がはたして事務職にあるのか、どんなところにあるのか、よくわかっていないことに気づいたからです。また、企業のことはよくわかりませんので、ひとくちに事務職といっても具体的にどんな仕事・どんな企業を選べばよいのかも見当がつかないのです。

今後の方向性について、どうかアドバイスをお願いします。ちなみに、先日、ハローワークに出かけたとき、パソコンによる職業ガイダンスシステム「キャリア・インサイト」の職業興味検査を受検しました。結果は、「A、E、S（C）」が上位の興味領域と出ました。

（音楽科講師、女性、二五歳）

これまで、音楽の講師として三年間、頑張ってこられたのですね。今後はフルタイムのオフィス・ワークにキャリア・チェンジをはかりたいとのことですが、これまで専門業務に携わってこられたので、企業での勤務があまりイメージできないのですね。なんとなく事務職という方向はあっても、具体的にどのような仕事、どのような職場を選んでいったらよいものか、また、ご自身の適性も含めて迷っていらっしゃるのですね。

それではまず、「適性」というものについて考えてみましょう。そもそも、「適性」(aptitude)の意味合いは、「資質がその職業に適していること・適合性があること」ということですが、企業においての適性は、三つの側面があります。一つ目は、職務適応といって、仕事をこなす力があるかどうか、二つ目は、職場適応で、職場で人とうまくやっていける力があるかどうかをいいます。三つ目は、自己適応といって、個人がその仕事にどの程度興味をもって満足して働けるかどうか、という側面になります。個人の積極的な関与を引き出す、あるいは職業的な満足を実現するうえでも実は自己適応がとても大切であるといわれています。

あなたが先日ハローワークで受検された職業興味検査は、アメリカの職業心理学者ホランド(Holland, J. L.)が考案した職業選択理論に基づいて、日本の研究機関が開発した検査です。六つの職業興味領域のなかで、検査の結果、得点の上位三領域がその人の強い興味領域として示されます。まさに、受検者の「自己適応」の方向性がその上位三領域に示されているというふうにも考えることができます。

あなたの結果は、「A、E、S（C）」で、一位がA（芸術的職業領域）、二位がE（企業的職業領域）、三位がS（社会的職業領域）、四位がC（慣習的職業領域）ですね。検査の上位三つの職業興味領域とパーソナリティの対応から解釈すると、あなたは、「感性が豊か（A）で、人と協力して企画立案したり、商業的な活動をすることを好み（E）、人を援助したり人に関わる活動（S）にも関心が高い」ということがいえます。また、四位に「C」の職業興味領域がきていますので、書記的な業務つまりデスク・ワークにも関心があり、的確に物事を進めることを好む傾向も少なからず見受けられます。このようなことから、あなたが興味をもって適応できる分野として想定できるのは、上位三領域から「自分の感性を活かせて、人と協力して何かを成し遂げるような、人との関わりのある仕事」ということになります。そして、「C」の領域への興味が極端に低いわけではありませんので、デスク・ワーク中心の仕事である事務職にも適応できる可能性もあると考えられます。

あなたは、企業で仕事をするなら何となく事務職がいいかなと考えているようですが、検査結果から、黙々とコツコツした業務を担当する事務職よりは、同じ事務職でも人との関わりの多い事務職、例えば、アシスタント業務や秘書業務、営業部門の事務などが適応しやすいと思われます。電話の仕事に抵抗がなければコールセンター業務というものもあります。

また、企業の業種ですが、「A」の領域に属する業界としては、クリエイティブな生業を主とするマスコミ業界、広告業界の他、あなたの専門分野と接点のある業界（例：コンサートホール運営、コンサートチケット関係、楽器関係、音楽教室関係など）なら、より興味をもって働けるでしょう。それ以外では、「E」の営業や販売に関する業界、「S」の人へのサービスに関わる業界も興味をもって働ける可能性が高いので、幅を広げて検討してみましょう。

ここで、あなたは、もしかしたら「興味があるからといって、その分野でやっていける能力があるかどうか、うまくいくかどうかはわからないのでは？」と不安に思っているかもしれませんが、この職業選択理論の提唱者であるホランドは、自分の強い興味領域に関わる職業に就けている人は、安心して満足して働けると仮定をしています。行動科学の研究結果においても、強い「興味」から内発的動機づけが高まり、知識獲得の学習が促進され、達成や成果がもたらされることになるということが明らかにされているのです。

このようなエピソードから、企業における三つの適性のうちの自己適応——興味をもって働けるかどうか——がいかに大事であるか、お分かりいただけるかと思います。

さて、これまでお話してきた解釈について、あなたはどのように感じられましたか。ご自身なりに改めて吟味してみてください。

最後に、現実的な求職活動ですが、未経験の仕事にキャリア・チェンジする場合は、実務に必要なスキル（例：オフィス・ワークならパソコンのスキル）を習得しつつ、非正規雇用でまずは初歩的なレベルの仕事からスタートし、経験を積んでいき、ある程度自信がついたタイミングで正社員に転ずるというふうに段階を踏んでいく方法があります。あるいは、未経験可の正社員求人を選んで応募するという方法もあります。実務経験面のハンデに留意しつつ、焦らず活動して下さい。

自分の「興味」を信じて、一歩を踏み出してみましょう。

TOPICS ホランドの職業選択理論

アメリカの職業心理学者ホランド（Holland, J. L.）は、職業カウンセラーの経験から、職業興味とパーソナリティの関連が非常に深いことを発見しました。ホランドは、職業に関する興味や職業の選択は、個人の能力や価値観なども密接に関連するパーソナリティの重要な一側面と考えたのです。ホランドの職業選択理論の仮説は次の四つにまとめられます。

1 多数の人は六つのパーソナリティ・タイプ――現実的タイプ、研究的タイプ、芸術的タイプ、社会的タイプ、企業的タイプ、慣習的タイプのいずれかに分類される。

2 パーソナリティ・タイプに対応して、環境も六つのタイプに分けられる。職業環境も現実的タイプ、研究的タイプ、芸術的タイプ、社会的タイプ、企業的タイプ、慣習的タイプのいずれかに分類される。各環境は、それと同じタイプの人々によって占められている。

3 人々は自分のもつ技能や能力を発揮したり、価値観や態度が表明でき、自分の納得できる役割や問題を引き受けさせてくれるような環境を探し求める。（例：現実的タイプの人は現実的環境を求め、社会的タイプの人は社会的環境を求める。）このように、各職業環境には類似したパーソナリティ・タイプの人が集まりやすい。

4　パーソナリティと環境の交互作用によって人の行動は決定される。職業的な満足、安定、業績は、個人のパーソナリティ・タイプとその職業環境との一致度にかかっている。個人と環境のタイプが調和している場合には、個人の職業的選択はうまくいき、より高い職業適応がもたらされ、個人として力が発揮でき、安定感や満足感がもたらされる。

ちなみに、六つのパーソナリティ・タイプは、図４のようにタイプの頭文字をとってＲＩＡＳＥＣ、「六角形モデル」として表されており、各タイプの距離が近いほど似た特徴を示すと仮定されています。この六角形モデルは彼の職業カウンセラーとしての経験から考案され、数多くの実証的研究により広く認められるものになっています。

また、ホランドは、「異なる興味をもち、異なる職業につく人々は、事実、異なった生活歴をもっている」と仮定しており、六つのパーソナリティ・タイプは、「個人の生得的資質と生活歴から発達的に作り出される、つまり個人の発達過程での環境（家族、学校、親戚、

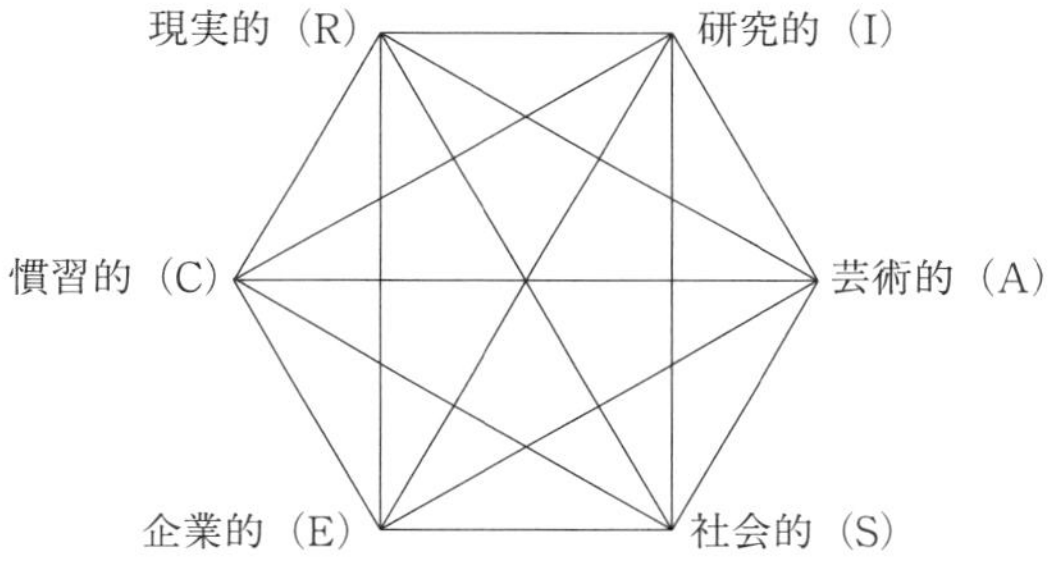

図4　六角形モデルRIASEC（Holland, 1985）

（出典）渡辺三枝子・松本純平・舘暁夫訳（1990）職業選択の理論. 雇用問題研究会, 55pを一部改変

友人）の主流となっているタイプによって機会が提供され、強化され、形成される」と考えました。

個人のパーソナリティ・タイプを知ることによって、実際の職業選択に生かすことができると考え、ホランドは、より有効な職業選択の援助を目的として、パーソナリティを評価するためのツール「VPI（Vocational Preference Inventory)」を開発しました。VPIは、大学生などに対する進路選択のための支援ツールとして世界的に利用される有名な検査です。日本では「VPI職業興味検査」として、労働政策研究・研修機構によって開発されました。日本版VPI職業興味検査は、パーソナリティ・タイプのかわりに「職業興味領域」という名称が用いられ（表2）、大学生、短大生を対象とする進路指導や就職ガイダンスのツールとして使われています。受検者が、職業との関わりにおいて自己理解を深め、進路の選択についてヒントを得て、望ましい職業選択、職業探索ができるようになるための動機づけや情報として活用されることを目的として提供されています。

また、職業ガイダンスシステム「キャリア・インサイト」※注の適性診断コーナー（能力、興味、価値観、行動特性を診断）のなかの職業興味評価がホランドの理論が用いられた職業興味検査になっています。パソコン端末にて検査実施が可能で、採点結果もその場で出力されます。「キャリア・インサイト」は、ハローワークなどの公共職業紹介機関や公共職業ガイダンス機関、学校などで利用することができます。

※注　キャリア・インサイト：利用者が自分でコンピュータを使いながら職業選択の基本的な四つのステップ（職業適性の評価、適性に合致した職業リストの参照、職業情報の検索、キャリアプランニング）を経験できるシステムで、労働政策研究・研修機構によって二〇〇一年に開発された日本で最初の総合的なコンピュータ支援ガイダンスシステム。現在は、「キャリア・インサイト統合版」が提供されており、利用者の年齢や職業経験からEC（Early Career）コースとMC（Mid Career）コースに分かれて利用できる。

表2　VPI職業興味検査の興味領域尺度

最も高い得点を示した尺度がその人の「興味が強い領域」となる。得点順位の高いものから順に三領域の記号（例：SEAやRCIなど）が「興味パターン」となる。各職業領域および各興味パターンに対応した職業例を参照しながら職業を探索することができる。

R尺度（現実的）	機械や物を対象とする具体的で実際的な仕事や活動に対する好みや関心の強さを示す。
I尺度（研究的）	研究や調査などのような研究的、探索的な仕事や活動に対する好みや関心の強さを示す。
A尺度（芸術的）	音楽、美術、文芸など芸術的領域での仕事や活動に対する好みや関心の強さを示す。
S尺度（社会的）	人に接したり、奉仕したりする仕事や活動に対する好みや関心の強さを示す。
E尺度（企業的）	企画や組織運営、経営などのような仕事や活動に対する好みや関心の強さを示す。
C尺度（慣習的）	決まった方式や規則に従って行動するような仕事や活動に対する好みや関心の強さを示す。

（出典）労働政策研究・研修機構　二〇〇二「VPI職業興味検査［第三版］」手引き　7p

9 職場で影響力を発揮できる自分になりたいのですが。

二〇代後半の女性公務員です。就職して六年あまりが過ぎ、職場には後輩も増えてそろそろ中堅としての役割を期待されています。しかし私は昔から人間関係が苦手で内向的です。新人の頃は、上司から言われたことだけきちんとやっていれば良かったのですが、最近は周囲といろいろな調整を行なったり、後輩に指示・指導をしなければならない場面も増えてきました。しかし、やりとりする場面になると不安になり自信がなくなって、うまく話もできずに終わってしまいます。そんな自分が情けなく、自己嫌悪の毎日です。どうすればもっと積極的で活発な自分に変われますか？　上司からも「もっと影響力を発揮できるように」と言われますが、そもそも影響力って何なのか、どうしたらよいのかよくわかりません。

（公務員、女性、二八歳）

多くの人が、自分が嫌になったことや性格を変えたいと思った経験をもっていると思います。カウンセリングをしていると、よく「自分を変えたい」「こんな自分になりたい」などと言って来られる人がいます。さて、性格は変えられるのでしょうか？

パーソナリティの構造のなかで、「素質的な（もともともっている）性格傾向」は比較的変わりにくいと言われていますが、表に見えやすい「態度」は比較的変わりやすいと言われています。毎日明るく元気に挨拶し、社交的と言われる態度や行動を意識して行っていくと、その人はいずれ周囲から明るく社交的な人、と見られるようになるというわけです。

なんだ、そんなに簡単なのか……と思うかもしれませんが、実際にやってみるとこれはなかなか大変なことに気づきます。

自己の改造が失敗する一番の原因は、それを自己否定からはじめようとする点にあります。「今の自分は駄目だからこんなふうに生まれ変わろう」というやり方ですが、これはうまくいきません。自己否定はネガティブな感情しか生まず、自分を変えるためのエネルギーを生み出しにくいのです。

長所と短所は裏表とはよく言われることです。対人関係が苦手で内向的というあなたの裏側には、もしかしたら思慮深さや豊かな洞察力のような自分でも気付かなかった美点が隠されているかもしれません。明るく社交的で指導力に優れ、後輩を引っ張っていける人も職場には必要ですが、派手さはないけれど誠実で、親切に温かく後輩を教え、サポートしていける人も職場では必要とされるのではないでしょうか。要は、あなたらしく、あなたの持ち味を活かすかたちで職場で影響力を発揮することを考えてみるのです。あなたらしさを大切にした魅力的な先輩を目指す道ですね。そのためには、自分のキャラクターを知り、自分ができる職場での役回りを考えるのです。

緊張してしまうという後輩とのコミュニケーションは、「うまくやろう」ということよりも、そのコミュニケーションの「目的」の方に意識を集中させ、心を込めてやっていきましょう。うまく伝えられなかったと思ったら、その後に相手にEメールを送り、自分の意図を理解してもらえるように努めるなど、口頭以外のコミュニケーションで補っていく方法もありますね。

自分のキャラクターを肯定することからポジティブなエネルギーが生まれ、行動は少しずつ変わって行きます。一人で取り組むのが大変だと思ったら、気楽にカウンセラーの力を借りながら進めてみてください。

職場での影響力のパターンはひとつではありません。あなたのキャラクターを活かして。

10 自分のキャリアに自信がもてず、立ち止まっています。

大学卒業後、食品業界の商社で正社員の営業職として三年勤務しました。退職後は、コールセンター業務で二年くらい契約社員として働いていました。今後はまた正社員に転向して、安定して働きたいと思って求職活動をしています。

ところが、職務経歴書を書くにつれ、だんだん自分に自信がなくなってきました。自分のキャリアを振り返っても、これといって人に誇れるものが何もないのです。正社員のときを思い出すと、上司から叱られることが多く、次第に萎縮していきました。所属部署には同期は自分ひとりで、先輩たちのなかでは気楽に気持ちを話すこともできず、だんだん辛くなっていき、結果的には退職してしまいました。

今回は、苦い経験がある営業職以外の仕事を考えたいのですが、しかし何を選んだらよいのか悩んでいます。職務経歴書を書きながら、自分のキャリアに自信がないので、「自己PR」もできない自分がとても情けなくなってきました。自分の経験でもこれからまた仕事に就けるのか？ そして、どんな仕事を選ぶべきか？ 答えが出せないまま就職活動に二の足を踏んでいます。

（求職中、女性、二六歳）

求職活動を始めて、改めて自分のキャリアを振り返り棚卸をしてみたら、辛く不安だった経験ばかりが思い出され、自分への自信がなくなってしまったのですね。これから自分がまた仕事に就けるのか、やっていけるのかも不安になられています。

あなたのご経歴は、正社員で三年、契約社員で約二年、通算して五年程の職務経験がありますね。正社員時代は、不安感や緊張感の印象が強かったということですが、三年間の就労経験を改めて振り返ってみましょう。新入社員の頃にはうまくできなかったことが、三年目にはできるようになっていたことがありませんでしたか？　営業職だったとのことですが、顧客から感謝されたことはありませんでしたか？　上司からほめられたことは？　先輩から励まされたことは？　どんな小さなことでも、身についたこと、達成感を感じたこと、嬉しかったことを思い出してみてください。辛い記憶に圧倒されてしまって忘れているだけで、埋もれている記憶はないですか？

雇用形態に関わらず、これまでの就労経験のなかでの、そのような記憶を思い起こし、どんどん書き出していきましょう。決してネガティブな体験ばかりではないはずです。そうすることにより、「自分（のキャリア）には何もない」という否定的な見方から「失敗や辛いこともあったけど、成長できたことも嬉しかったこともあった」という客観的な見方に変換することができるのではないでしょうか。「変換する」のは職務経歴書だけではなく、あなた自身の心のなかの文章も書き換えることにもなるのです。「アピールできることは何もない自分」から「辛いことや失敗もあったけど、五年間で成長できた自分」というふうに。俯瞰してみると、職務経歴がご自身の成長のストーリーのようにも感じられることでしょう。

求職活動については、営業職以外を希望とのことですが、例えば、正社員時代に経験している業種と共通項のある業種（例えば、食品関連、商社など）の事務職の求人から探索してみることも一つの方法です。職種でも企業の業種（業界）でも経験は何らかの力になるからです。黙々・コツコツとやるデスクワークは苦手だなと思ったら、対人応対や電話応対が含まれた動きを伴うような事務職なら経験が活かしやすいかもしれません。

まずは、明日にでも家から出て、最寄のハローワークにでも出かけてみて、経験のある業界、興味のある業界、できそうな仕事など、幅を広げて求人情報を収集してみましょう。

「人に誇れるものが何もない」から「失敗もあったけど成長もあった」と心の中の文章を書き換えてみましょう。

TOPICS

脳に着目した感情コントロール

とても強いネガティブな経験があると、その経験に引っ張られ、「自分はダメだ」という感情がクローズアップされてしまうことが多々あります。特に、他人から叱責されたこと・怒鳴られたこと、詰られた言葉だけが記憶に残り、そのことから抜け出せず自信喪失の根源になることもあります。

脳神経外科医の築山節氏は、脳の性質を知り、人が日常抱えやすい弱点を克服する方法を著書のなかで示し、「脳から変える」ことを提唱しています。

まず、人間の脳には思考系の中枢（大脳／前頭葉）と感情系の中枢（辺縁系／扁桃体など）は別々にあり影響を与え合っており、快を求め不快を避けようとする性質をもつ感情系の脳に対して、分析・客観化してより合理的な判断ができる思考系の脳が、感情系を抑制して優位である状態を確立できていなければならないとしています。つまり、「落ち込んでいる状態」というのは、「脳が感情系の脳に支配されている状態」ということになります。そこからいかに思考系の脳優位にシフト・チェンジしていけるかが重要になります。さらに、辛い気持ちを引きずってしまうときの対処法として、「感情は脳の中の情報に付随して発生しており、その情報を整理すれば、感情は変えることができる。方法としては、自分に与えられているもの、恵まれているものを認識し直すこと。それを思い出し、認識のテーブルに載せ直すこと」が大切と氏は強調しています（築山、二〇〇九）。

事例のなかで、これまでの就労経験を全て振り返り、嬉しかったこと、成長できたこと、達成感を感じたことを思い出し、書き出していくことを提案していますが、そのことにより過去の情報が整理され、自分への見方（いわゆる認知）を変えていく助けになります。

求職活動について、脳の性質から考えると「はたして希望どおりの仕事につけるのか」などという大命題を掲げると、感情系の脳が逃げたいと反応してしまうことになります。よって、思考系の脳が全体を分析して、明日からこれならできそう、という小さい課題に落として動いていくことが大切ということになります。

また、活動をする場合の注意点ともいえますが、家にこもって漫然と一日中パソコンと向かい合っているなど、止まったまま考え込んでいる状態では、ネガティブ思考が増幅されがちで、やる気も停滞します。家から出て外を歩く、ハローワークまで出向き、例えば一日で最低五件は応募企業を抽出する、など小さい行動目標を設定して、クリアしていくことを積み重ねていくことが得策です。そうするうちに、自然に気持ちも前に向いていくことでしょう。

11 発達障害かもしれません。今後が不安です。

私は、新卒で入社後経理部に配属され、以来経理事務の仕事をしています。新人の頃は上司に指示された資料を準備する程度の仕事だったので、何とかこなすことができていました。しかし、四年目になり、仕事量はどんどん増え、仕事の内容も複雑で重要なものが増えました。入社以来、上司から注意されることが多かったのですが、先日は会議に提出する大事な決算の書類にミスをしてしまい、上司から大目玉をくらってしまいました。自分なりに注意はしているのですが、なぜかミスを繰り返してしまうのです。このままでは、いつか会社から「降格」させられてしまうのではと不安な毎日です。

先日ネットのあるサイトで「発達障害」について紹介していました。気になって、試しにチェックリストをやってみたら、AD/HDに該当してしまいました。また、AD/HDの説明を読むと自分に当てはまることが多くて、とてもショックでした。せっかく苦労して入社した会社ですから、このまま辞めずに続けていきたいのです。この先、どうしたらよいのでしょうか。

（会社員、男性、二五歳）

お話を伺うと、入社以来（あるいは学生時代から？）不注意によるミスを繰り返し、その都度周囲から厳しく注意されてきたようですね。ご自分でもなんとかしようと努力しても、同じようなミスを繰り返し、激しい自己嫌悪に陥ってしまう。そんなときインターネットで、発達障害について紹介しているサイトを見たのですね。

試しにやってみたチェックリストの結果、発達障害と判定されたのですからさぞかし驚かれたことでしょう。しかしながら発達障害の診断は簡単ではありません。ネット上の情報はあくまでも参考程度と考えた方が良いでしょう。正確に診断してもらうには、やはり精神科を受診する必要があります。

発達障害とは、いわゆる心の病気ではなく、脳の機能不全によって発達に偏りが現れるもので、本人の性格や親の育て方によるものではありません。発達障害にはいくつかの種類があり、ＡＤ／ＨＤ（注意欠陥・多動性障害）は不注意、多動性、衝動性がその特徴です。

発達障害は現在のところ手術や服薬で完治するものではありません。しかしながら発達障害による、さまざまな生活上の不都合によって引き起こされる疲労や抑うつなどの症状がある場合は、精神科受診が有効です。

仮にあなたの不注意が発達障害によるものだとすると、不注意そのものを何とか治そうと無理をするのではなく、不注意による問題をできるだけ小さくして、職場に適応していけるように工夫をすることを考えることがとても大事になりますね。

例えば、業務上であなたがミスをしやすい箇所やミスをすると致命的な影響を与えてしまいそうな箇所を全てピックアップして、目に見えるところに貼り、そこは特に慎重を期すとか、同僚に二重チェックをお願いするとか、あなたなりにミス予防の工夫を考えてみてはいかがでしょうか。

また、現在の職場は、経理部ですから、業務のなかでも最も的確さや厳密さが求められる部署ですね。あなたの苦手なところで力を発揮することが要求されている状況ともいえます。あなたの苦手なことよりむしろ得意なことで職場に貢献できるといいですね。どんな人にも「苦手なこと、得意なこと」があります。もしも苦手なことが克服しづらかったら、得意なことを活かす方が効率的な場合も多いのです。今後については、一度上司に配置転換について相談することも、有効な手立てになるのではないでしょうか。

あなたの問題が発達障害によるものなのか、今の段階では判断できません。まずは各地にある発達障害者支援センターなどの専門機関に相談してみましょう。

発達障害であるかどうかは別として、自分の個性を受け入れ、どのように周囲の環境に適応して自分らしく生きていくかが大切ですね。仮に障害がある場合には、一人で問題を抱え込まず、専門家の力を借りながら、家族や友人そして職場の上司などの理解と協力を得ていきましょう。

周囲の力を借りながら、あなたらしく働いていきましょう。

12 仕事に追われて気持ちに余裕がもてない自分を変えたいのですが。

私は、コンサルティング会社に勤めていますが、顧客企業が抱える課題を解決するプロジェクトのメンバーとして日々、忙しく働いています。仕事の内容は、自社ではなく、顧客先の企業に常駐して、顧客の状況や要望のヒアリングを行いながら、プロジェクトにおいて自分に割り当てられた検討作業を通じていろいろな設計書を作成していく仕事です。一つひとつの作業にかなりタイトな期限が課されていて、自分ひとりでやる作業ではなく、設計書を作成していく過程で顧客メンバーに時間をもらって意見調整をしたり、後輩が担当している作業へのアドバイスしながら一緒に設計書を作成したりと、相手との協働が不可欠な仕事です。

そのような仕事の性質があるため、他のメンバーとの調整がうまくいかないこともしばしば生じたり、仕事が自分に集中し、提出期限が迫ってきたり、スケジュールがどんどん後ろにずれていったりすると、焦りのためか人当たりもギクシャクして、スムーズに仕事が進められなくなってしまいます。そんな自分がとても嫌で、何とか常に心の余裕をもちたいのですが、何かいいヒントはありますか?

（ビジネスコンサルタント、男性、二九歳）

コンサルティングやシステム開発の仕事に限らず、「プロジェクト」という時限的な組織形態で進む仕事が最近は増えています。このような形態の仕事に従事している人は割り当てられた範囲の作業もありながら、顧客や同僚などとの関係のなかで、突発的な対応を余儀なくされる場面も多々あり、業務負荷にムラが生ずるのがもはや当たり前のようになっています。そのようななかで、「常に心に余裕をもって仕事をする」という意識はとても大事なことではあるのですが、過度に意識をすると、そのことがかえって自分を苦しめてしまうことも往々にしてあると思います。そんなときの対処としては大まかに二つのアプローチがあると思います。

一つは、自分に心の余裕を失くさせる仕事を生んでいるプロジェクト自体について考えてみるというアプローチです。つまり、ご自身の仕事の進め方、プロジェクト全体の進行管理がバランスよく行われているかどうかを確認していくことです。このアプローチは、プロジェクトの作業品質を上げるためにも継続的に努力していかねばならないことでしょう。とはいえ、これは明らかに自分ひとりだけの問題ではありません。プロジェクト内のご自身の役割にもよりますが、プロジェクトマネジャーや顧客など、プロジェクト推進にかかわっている人々の協力を仰がねばなりません。より長期的なスパンで取り組んでいく必要があります。

そして二つめは、仕事でいつも余裕を失くしてしまう自分自身の物事の見方の「くせ」について考えてみるということです。つまり、「仕事とは、焦ったりせず、常に心に余裕をもち安定した心理状態で進めるべきである」という窮屈な物事の捉え方をしていないかどうか見直してみるというアプローチです。その背景には「人の感情はまわりで起きた出来事ではなく、その出来事をどのように捉えたかという物事の見方によって生まれる」という考え方があります。つまり、起きている出来事そのものには「意味」はなく、出来事はそれを見る人の立場、信念、価値観、関心事、好き嫌いなど、物事の見方が「意味」を与えるという考え方です。したがって、自身の物事の見方をより柔軟に、客観的に、多角的にすることによって、感情も変えることができるということになるのです。

具体例をあげてみましょう。例えば、「自分自身の作業が逼迫しているなかで後輩の担当している作業の面倒もみなければならないなんて無理。やってられない！」という場面では、少し視点を将来にずらしてみて「ひょっとして、この状況は将来、管理職になるための練習を仕事でさせてもらえているのかもしれない」という具合に自分にメリットのある見方がないかを探ってみるということになります。他にも、「顧客とのやりとりに確認作業を入れすぎることが仕事の遅延を発生させて、もう自分で自分が嫌になる」という場面では、「その慎重な作業が後になっての仕事のやり直しを防いでいるので、先にやっておくことでプロジェクトに貢献しているんだ」と自身がやっている作業についてのよい側面を見出すということになります。
物事の見方を変えるということがうまくできるようになると、ご相談のように気持ちが煮詰ってしまう自分にとってはさまざまな気づきが、自分と一緒に仕事をしている相手に対しては冷静な対処を考える心の余裕が生まれ、新しい展開に結びつくヒントが得られることになるのです。少しずつ練習しながら挑戦してみましょう。

直面する現実のポジティブな側面を見つけ、心の余裕をもつ練習を。

TOPICS

「リフレーミング」で物事のポジティブな側面を見つける

事例で出てきた「物事の見方を変える手法」のことをリフレーミング（reframing）といいます。リフレーミングをカウンセリングのなかで使い始めたのは、アメリカの精神科医で催眠療法家のミルトン・エリクソンだといわれていますが、その後、家族療法やＮＬＰといった領域で発展していくなかで、知られるようになりました。

リフレーミングは「フレーム（物事を見るためのその人固有のフィルター、眼鏡のようなもの）を掛け換える」という意味で、言い換えると、同じ意味や状況を「別の枠組みで捉える・考える」ことを通じてポジティブに解釈していくことです。西尾（二〇一二）は、リフレーミングを三つの種類に分類しています。

①違った「角度」からアプローチするリフレーミング

今、問題になっている事柄に対して、ネガティブな面とは別の角度からポジティブな面を見つけていく方法です。例えば、皆さんのまわりにもいませんか。何事にも細かくチェックし、怒ってばかりいる上司。そんな上司を別の角度から見ると、「上司は自分を成長させるために良かれと思ってあれこれ言ってくれている。一生懸命な人なんだ」と捉えることもできます。

②「文脈」を変えるリフレーミング

これは、人間の思考や行動が起こっている文脈に注目し、ある状況のなかでは役に立たない行動や考え方について、何か有益でメリットとして活かせる状況がないかを考えることです。前述の顧客への慎重な作業姿勢は、プロジェクトの進行という意味では遅延を招きデメリットになっていますが、プロジェクトの品質という意味では、後々プロジェクトに貢献しているというメリットが生まれているという見方に変えることができるでしょう。

③「価値や意味」を変えるリフレーミング

これはある行動や状況を変えないまま、そこに別の意味（価値）を見出すことです。つまり別な言葉・語句を用い、同じ行動、出来事が異なる意味をもつようにすることで、自分が否定的な評価・判断をすることに対して認識の変化を与え、いわゆる「極端なレッテル貼り」などを緩めるのに役立ちます。例えば、プロジェクトのサーバーに緊急メンテナンスが入ってしまい、設計作業が全てストップしまったとしたら、「万事休す」と捉えるのではなく、「パソコンが使えない間は、時間に追われてできていなかった手作業とかスケジュールの引き直しの検討ができる！」と考えるのです。焦る気持ちが緩み、心に余裕ができますよね。

13 結婚して、これからの働き方の選択に悩んでいます。

大学卒業後、三年間銀行に正社員として勤務していました。結婚して夫の赴任先の土地で暮らすことになり、会社はやむなく退職。今は、結婚生活も落ち着いてきましたので、再び仕事をすることを考えています。また、今後、妊娠・出産も希望しています。そのことによって仕事が一時的に中断したとしても、できることならずっと働き続けたいと思っています。子供が小さいうちは、家庭との両立をはかりながらバランスよく働いていきたいですが、子供が大きくなって手が離れたら、また本格的に仕事をしたいと考えています。今、世の中には正社員、派遣社員、契約社員、パートタイマーなどさまざまな雇用形態があるようです。これからの家事・育児との両立を睨んで、そして、先々、子供の手が離れたら再びやりがいをもって働くことも睨んで、最もよい選択をしたいと思っています。欲張りかもしれませんが、どんな選択をしたら正解でしょうか。

（主婦、女性、二六歳）

思い描く将来のライフ・プランに沿って最も適した働き方を選択されたいということですね。

例えば、産休・育休制度が整った会社で正社員として働き、出産後は子供を保育園に入れて、時短勤務で一年就労。子供が一歳になったら通常勤務に戻って再びやりがいをもって働くという働き方があります。あるいは、派遣社員など非正規社員で働く場合は、勤務時間や残業時間、勤務地、仕事内容（主として経験職種）など自分の希望に合わせて選び働くという方法もあります。育児休暇が取得できる派遣会社では一定の条件を満たせば取得することも可能です。このように、正社員でも非正規社員でも出産後、子育てをしながら働き続けることは可能なのです。ただし、前者の正社員の例は、このような会社を探して入社できるかどうかがポイントになります。後者の派遣社員では、育休取得後、復帰時に自分の希望条件を満たした仕事を紹介されることが保証されるとは限りません。

このようなことがあるので、どちらの雇用形態が「正解」というより、やり方によってはどちらも「正解」となるでしょう。何よりも大事なのは、あなたがそのとき「何に重きをおいた生活をしたいのか」ということかもしれません。拘束時間が長くなったり、役割の負荷が高くなっても、仕事のやりがいに重きをおきたいのか、それとも家事・子育てなどにより重きをおきながら仕事をしたいのか、それともその中間か。ただ、いずれの選択も必要になるのは、子育ての援助資源の確保です。子育ての援助資源とは、夫や家族のサポートや地域のサポート（自治体の保育施設・保育サポート）、民間会社の保育サポートなどがあります。

女性はどうしてもライフ・イベントの節目に働き方が左右されるという現状があります。お子さんが生まれて間もないころはどうしても生活の方に重きを置かざるを得ないでしょうし、お子さんが成長して自立してくれれば、仕事にかけられる時間と気持ちのウエイトも高くなるでしょう。そのときの子供の成長や状況によって、その都度、働き方を選択し直す（場当たり的ということではなく）という柔軟な心構えがあってもよいかもしれません。「（仕事と生活のバランスが）今は、こうありたい」という自分の軸に従って、判断してみるというやり方です。ライフ・イベントも先々まで確実に見通すことは難しいですから（人生は全て予定したとおりに進むとは限りません）、先々のことは少し楽観的に構えて、「今」に焦点を当てて、あなたが「こうありたい」という働き方を選択するということです。

また、仕事と生活のバランス面だけでなく、あなたがやりたい仕事、これから目指したい仕事についても、改めて考えてみるよい機会かもしれません。

仕事と生活のバランスと、仕事の方向性の両面について、あなたらしく「こうありたい」という軸をもつことで、これからあなたはさらに輝くことができると思います。

あなたらしさの軸をもって、ライフ・イベントの節目ごとにキャリアをデザインしていきましょう。

14 正社員になりたいのですが、派遣でしか働いたことがないと無理でしょうか。

現在、メーカーで、唯一の部内アシスタント（事務職・部員二〇人）として派遣社員で働いています。この派遣先では就労三年目になります。最初は仕事を覚えたり、職場のやり方を身につけるまで苦労しましたが、いまでは職場の一員として上司や職場のメンバーから頼りにされていることを実感しています。自分の仕事の範疇では、仕事のやり方や判断なども任され、とてもやりがいを感じています。でも、年齢的に三〇代になる前に正社員になっておきたいと思い、正社員への転職活動を始めたところです。

ところが、正社員の転職先を求めて行った公的職業斡旋機関では、「派遣社員の経験しかないから、不利」と言われました。私は短大を卒業した後、最初は携帯の販売職、その後事務職とずっと派遣で働いてきており、正社員の経験がありません。私のような経歴では、正社員になれる望みはないのでしょうか？　転職は経歴が全てで、このまま、為すすべもないのでしょうか？　それとも、経歴をカバーするために、何か資格を取っておくべきでしょうか？

（派遣社員、女性、二八歳）

派遣社員として通算約八年間、うち事務職としては五年ほど働いてきていらっしゃいます。今の仕事にやりがいを感じていらっしゃるけれど、三〇歳になる前に正社員にチャレンジされたいとのことですね。ところが、活動を始めた矢先、自分自身の経歴に突如自信をなくされてしまったというのですね。「非正規雇用でしか働いたことがない」ということが、あなたの心に大きな不安としてのしかかっているのでしょう。

職務経歴は、いってみれば過去～現在に至るもので、過去は変えようがないですよね。今から変えられない「過去」で評価が決まってしまうと聞いて、理不尽さをお感じになっているのでしょう。

それでは、転職活動においては、どのような要素が評価されるのでしょうか。

まず、職務経歴ですが、企業側は、「○○の仕事を□年、△の立場でやってきた」という実務経験からその人が身につけてきている仕事をこなす力やスキル（技量）を推し量ります。その意味で、仕事の経験年数というものは習熟度を測るうえでひとつの評価基準にはなります。

また一方で、職務経歴（仕事をこなす力）以外で評価対象になる要素があります。それは、対人関係能力です。つまり、職場にうまく適応して、人と協力して仕事をやっていける力があるかどうかです。これは、その人の人柄、キャラクター、態度、仕事への姿勢、コミュニケーションなどから、その人が自社に馴染めそうかどうか、合うか合わないかも含めて企業は評価します。特に正社員の場合は、ここは重要なポイントになります。

資格については、オフィス・ワークでは、「転職活動に有利になる資格」は特になく、むしろ仕事の経験（実務経験）の方が重要視されます。（ただし、実務に必要な能力を証明するTOEICや簿記、パソコン操作などの技能検定は仕事内容によっては問われることはあります。）

対人関係能力については、今現在の職場であなたが信頼され、活躍していることを伝えることで、面接官に十分アピールできるのではないでしょうか。

それでは、職務経歴については、あなたは派遣の経験しかないから、正社員としては「力不足」とみなされてしまうことに為すすべもないのでしょうか？　それはＮＯです。あなたの現在のポジションですが、派遣社員が入る以前は正社員がやっていた仕事であると推察できます。なぜなら部員二〇人のサポートをするアシスタント職をあなたひとりで切り盛りしているわけですから。昔は正社員が担っていたアシスタント職（いわゆる一般職）は、最近ではその後任として派遣社員が担っている場合も多いのです。派遣社員は過去、「人手の足りない一定期間の正社員の補助的な役割」を担っていたこともありましたが、今では「ポスト正社員の役割」あるいは正社員と職務内容は実質変わりがないといった場合も見受けられるようになっています。このように、派遣の仕事は現在様変わりしてきています。

ですから、面接では、あなたが職場でどのような役割を担っているのか、しっかりと説明し、身につけている職務遂行能力が正社員と遜色ないことを伝えましょう。あなたが、現在の職場で長期に安定した就労を続けていることは職場からの信頼の証ですから、胸を張って、転職活動を進めてほしいと思います。

雇用形態に関わりなく、あなたの実績を自信をもって伝えましょう。

Ⅲ　中年期の悩み

15 畑違いの異動の打診を受けて混乱しています。

私は今、技術部門で、アシスタントという立場で働いています。担当者の指示を受けながら設計業務のサポートをしていますが、ときどき、試作品の機能の確認業務も行います。私自身、細かい作業や機械の操作が好きなので、コツコツやってきました。三年ほど前、上司から、アシスタントを卒業して、一担当として設計に携わってみるかと言われました。けれども、自信がなかったことと、家庭の事情もあって両立が難しいと思ったので、お断りしたこともあります。

そして先日、営業部門への異動という思いがけない打診があり、驚きました。法人向けの提案型の営業を強化するそうです。上司からは、「技術面を理解しているからこそ顧客のニーズをふまえてスピーディに提案できる。あなたに期待している」と言われました。でも、今回の異動対象者のうち、私だけアシスタント出身なのです。短大卒業後に入社し、一〇年以上、技術部門にいますが、技術面を完全に理解しているとはいえないレベルですし、性格的に押しも弱く、顧客と交渉なんて、私には難しいです。そもそも、自分でも自分の適性も今ひとつよくわかっていないような気がします。合理化という噂も聞くのですが、会社は私を辞めさせようとしているのでしょうか。

（技術部門アシスタント、女性、三二歳）

ご自身でも驚く異動の打診があったのですね。上司からは、営業部門での活躍を期待されているようですが、これまでの経験や自分の性格から、ご自身としては「難しい」と捉え、混乱し、会社に対する不信感まで芽生えてきているのですね。入社以降、比較的、穏やかに過ごしてこられたなかで、今、人生での岐路に立っているという切羽詰った感じもおありになるのでしょう。また、これまで評価されてきたことがあるのに、自分に自信がもてない、自分の適性、「自分らしさ」というものもよくわからないということなのですね。

「自分らしさ」という観点でいうと、職業心理学者のスーパー（D. E. Super）は、人間は職業を通じて自分らしさ（自己概念）を表現しようとするものであり、それぞれの年代で達成すべき「課題」があると考えました。スーパーが挙げた「課題」によると、三二歳のあなたは「探索期」～「確立期」の段階にいるといえます。おおまかにいうと、「探索期」は、自分の興味・関心、価値観、能力などを吟味し職業を選び、実際にその職業に就いて、実践を通して自分らしさを探索していくという時期です。「確立期」は、ある特定の職業を通じて自分らしさを確立していく時期といいます。

そのような視点で、これまでの業務内容や役割を振り返ったとき、ご自身は、「自分らしさ」とはどのようにお考えですか。三年前に設計への職種転換を打診されたとき、あるいは今回、営業への職種転換を打診されたとき、上司からの評価を聞いて、ご自身を振り返って、自分の適性や自分の新たな可能性などをお考えになってみたことはありますか。今一度、ご自身について、振り返ってみてください。

また、今まで経験したことのない仕事を経験することは、新たな知識や技術のレパートリーを増やすチャンスともいえます。しかし、慣れ知った仕事や職場を離れるのは不安もありますね。未知の仕事にチャレンジすることは恐怖心もあるかもしれません。やれるのかどうかは、実際のところ、やってみなければわからないということも真実かと思います。もちろん、新たな道を選択することだけがチャレンジではありませんし、断る選択も大事で勇気のいることです。大切なことは、ご自身がある程度自分なりの納得感をもって選択できるかどうかだと思います。

勤続年数一〇年以上で、社内のお知り合いもいらっしゃるでしょうから、まずは、提案型営業という業務に携わっている人が、どのように毎日を過ごし、どんなことで困り、どんなことをやりがいとしているのか、納得できる選択のために、もう少し情報収集し、営業の仕事についてイメージしてみてはいかがでしょうか。情報不足のまま、性格的に押しが弱いから顧客と交渉できるはずがないと、ご自身のことを決めつけてしまうのはもったいないことです。また、上司の言葉もふまえて、ご自身のどういったところが営業職として期待されたのか、考えてみませんか。この機会に、自分の能力、知識、技術、価値観、興味などをじっくりと振り返り考えることが「自分らしさ」を考えることにもなります。ご家族の方や周囲の方のあなたへの見方や意見も参考にしつつ、最後はご自身でしっかり考えて納得できる選択をしていただきたいと思います。

自分が納得できる道を選択し、その道で自分らしさを表現していきましょう。

TOPICS

人間は、職業発達を通じて自己概念（自分らしさ）を表現

人間の職業発達（職業を通じた成長）について研究したスーパー（D. E. Super）は、人間は、職業発達を通じて自己概念（自分らしさ）を表現しようとする、として、大まかに次のような五つの段階にわけ、それぞれの年代における課題を整理しました。

成長段階（〇〜一四歳ごろ）：欲求や空想を通じて、好み、興味、能力を吟味する。

探索段階（一五歳ごろ〜二四歳ごろ）：学校生活を含むふだんの生活のなかで、好み、興味、能力などをより現実的に吟味する。また、何らかの職業が選択され、暫定的に、あるいは、生涯の職業として試みられる。

確立段階（二五歳ごろ〜四四歳ごろ）：適切な分野が見つかると、それを継続する努力がなされる。あるいは、分野が変更されることもある。

維持段階（四五歳ごろ〜六四歳ごろ）：選択した分野をさらに継続する。

解放段階（六五歳ごろ〜）：能力低下も含む心身の力量が低下するにつれ、職業的な活動のありようが変化し、いずれ、低下・休止する。

このように、職業発達はある段階から次の段階に移行し、そのプロセスは、自己概念を発達させ、実現していくプロセスであり、妥協と統合のプロセスといわれています。

16 「絶好調の自分」の状態って、今後もずっと続くものなのでしょうか。

私は大学を卒業した後、大手の電機メーカーで六年ほど過ごしました。最初の三年間は確かに担当する仕事は全て自分にとって経験のないことでしたし、先輩や上司のやっていることを見よう見まねでトライ&エラーをしながら自分なりのやり方を探すという刺激的な日々を過ごすことができました。

それが、五年目くらいに差し掛かった頃でしょうか、自分なりのやり方が前例主義の上司に認められないという出来事が何度もおきて、正直、心身ともに疲れたこともありました。次第に自分にとっては全て逆風だと感じるようになり、いわゆる大企業病に蝕まれたような組織への閉塞感に堪えられず、二年前、ＷＥＢ系のソフトウエアベンチャーである現在の会社に転職しました。

最初の一年は企業規模の大きな違いにとまどったものの、季節が一巡したあたりのある日、うまく噛み合っていなかった歯車がパチンとはまったような感覚をもちはじめ、最近では仕事に前のめりになって没頭しています。よく「ワクワクしている自分」や「すごくイケてる自分」を感じるときがあります。今は実際にそれなりの成果を出せていると思うので問題ないとは思っていますが、この先、四〇代や五〇代まで、こういう「絶好調の状態」ってずっと続けることができるのでしょうか。

（ベンチャー企業営業職、男性、三〇歳）


企業組織のなかで、ベテランだなと自覚しておられる方々の多くは、長い職業人生のなかであなたがおっしゃる状態を何らか経験されているかもしれません。

このような状態・経験のことを、心理学の世界では「フロー」（flow）と呼んでいます。チクセントミハイ（Csikszentmihalyi, M., 1990）という心理学者が長年、このフローの研究を行い、「フロー理論」として提唱しています。

フローとは、「ときが経つのも忘れて何かに没頭しているときに私達が経験する意識の状態」「内発的に動機づけられた自己の没入感覚をともなう楽しい経験」であるといいます。アスリートがときどき口にする「ゾーンに入った」という現象も同義だといわれています。

チクセントミハイは、その著書のなかで、このようなフローの状態が生起する条件として、活動を行う本人の能力水準と活動の難しさのレベル（挑戦レベル）のバランスがとれていることを挙げており、つまり、仕事がやさしすぎず、難しすぎないということが重要なのです。あなたの場合、営業職として、毎日一生懸命取組んでいるうちに面白くなって、さらに邁進し、そして、そこからどんどん知見も獲得できていって……という好循環を今、感じておられるのではないでしょうか？　これがあなたにとっての「フロー状態」なのだと思います。

あなたも前職の三年目あたりでも経験されたかもしれませんが、日々、厳しい職務を現場でこなしながら成長している若手社員のなかからは、ときどき「突き抜けた感覚がする」とか「全ての知識が自分に向かっている気がする」とか「スポンジのようにさまざまなことが吸収できている」といった趣旨の発言を聞くことがあります。これもフロー状態からくるものだと思います。

しかし、フロー状態は、本人の能力水準と業務の難易度とのバランスが崩れてくると、フロー状態ではなくなってしまうことになります。ビジネスの環境は、本来、変化が激しくて均衡が持続しづらいということがありますね。ですから、少しでも長くフロー状態を味わいたいのであれば、「突き抜けた！」と思ったら、そこに安住することなく、さらにその上の難しいミッションを求め、そのミッションのなかに本質的な価値（自分にとって面白いこと、大事なこと）を見出せるようになることです。そうすると、次第にミッションを実現する活動が苦にならなくなってきて、継続的に自分の能力を高める努力をしつつ、チャレンジをしていこうというスタンスになっていきます。チクセントミハイは、フロー理論とは、このように人間がフロー経験を通して、より複雑な能力・技能を身につけた存在に成長する過程を理論化した「人間発達のモデル」であるともいっています。

さて、このフロー状態ですが、あなたにとって永続的な現象であるかどうかはわかりません。なぜなら、組織はたとえそれが大企業であってもベンチャー企業であっても、次第にあなたに新たな組織上の役割を求めてくるようになってきます。そうすると、今向き合っているものとは次元の異なる仕事、もしかしたら想定外で、あなたがあまりやりたいとは思えないような役割と向き合うことになるかもしれません。そんなときには、これまでとはステージが変わったのだと気持ちを切り替えて、その新しい環境のなかで挑戦し、努力し、心から面白いと思えることに出会い、また新たなフロー状態を体験できるようになるといいですね。

絶えざる挑戦とそのための能力向上の努力があれば、いくつになっても自分を変えられるのです。

TOPICS

フローを経験するための条件

チクセントミハイ（一九九〇）は、フローを経験するためには、以下の三つの条件が必要とされるとしています。

1　活動が行為者に要求する能力、つまり活動の挑戦のレベルと行為者が活動を遂行するためにもっている能力のレベルがつりあっていること。

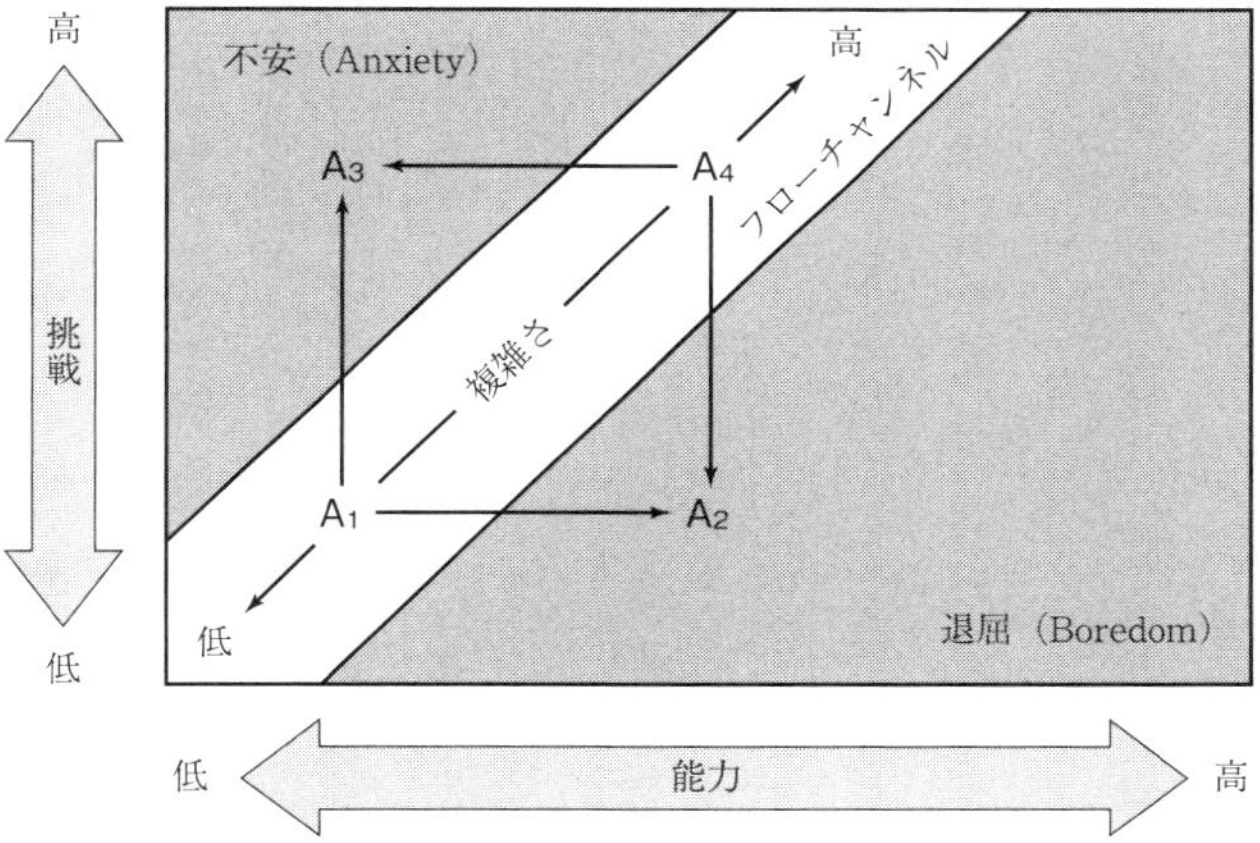

図5　フロー経験の力動論モデル（Csikszentmihalyi, 1990）
（出典）鹿毛雅治編「モティベーションを学ぶ12の理論」金剛出版, 169p

2　活動の一つひとつのステップの目標が明確であること。

3　明確なフィードバック（自分のパフォーマンスに対する評価情報）が即座に得られること。

また、彼は人間がフローという楽しい経験を通してより複雑な能力を身につけ、成長していく過程を「フロー経験の力動論モデル」（図5）として示し、縦軸の「挑戦」（＝取り組むべき活動の難易度）と横軸の「能力」（＝行為者の能力レベル）の関係から説明を試みました。

ここでは、A_1の状態が挑戦と能力

のバランスがつりあったフローの状態であり、この活動を繰り返すことで能力が高まってバランスのとれていないA_2に移行すると、人は退屈を感じ、また突然、難しい課題を突き付けられた場合はA_3に移行して、人は不安を感じてしまいます。いずれも不快な経験であるため、内発的な動機づけが高まり、前者では挑戦のレベルを上げ、後者では能力を強化させて、再びフローの状態（A_4）に戻ります。この繰り返しで、人はフロー経験を通して、より複雑で高度な技術や能力を身につけて成長するというわけです。このようにダイナミックな流れを意識しながら、より複雑な経験におけるフローを楽しんでいただきたいものです。

17 看護師に転職しましたが、やりたい分野に就けず焦っています。

私は、元は会社員で、看護師に転職し、現在大学病院で勤務して三年目なります。救命救急の分野に関心が高く、救命救急の認定看護師をめざしています。入職してから外科病棟に配属され基本的な看護や医療処置に関しても一通り対処できるようになり、ICUか救命救急センターの配置転換を希望しました。ところが精神科病棟に配属になってしまいました。認定看護師になるためには三年間救命救急領域での経験が必要条件になっています。私は同期の看護師より年齢も高く、早く自分の目指す方向で仕事をしたいと考えて少し焦っています。転職も考えていますが、どうしたらよいでしょうか。

（看護師、男性、三一歳）

あなたは、関心のある分野は救命救急と明確になっていますね。しかし、中々上手くいかないものですね。精神科に配属されてしまいましたね。救命救急分野の志望を明確に示しているはずなのに、いったいその理由は何なのでしょうか？　まずは上司にその意図を確認してみましょう。あなたの上司はあなたの仕事ぶりをどのようにみているのでしょうか？　あなたの関心は救急にあるのだと思いますが、仕事の先輩である上司はまた別の視点でとらえている可能性は十分あります。

キャリアの転換期に重要な視点として、①自分の能力②仕事に必要とされる能力、各々を知ることは重要です。その点で、①の自分の能力については、自分で再点検することと、他者からの評価をとりいれることが重要といえます。あなたご自身は救命救急の看護の能力があると認識していらっしゃるのだと思いますが、同僚や上司はどのように評価しているのでしょうか。もしかしたら、精神科の看護に必要な能力をもっているから精神科病棟へ、あるいは精神面での看護の能力が不足しているから救急に行く前に精神科へ、または管理能力があるからいろいろな病棟へ……など、精神科に配属した理由はあなたの能力に対する上司の見方があるかもしれません。他者の見方を加えることで新たな自己理解が実現します。ご自身のキャリアの可能性を広げられるチャンスともいえるかもしれません。

また、②の仕事に必要とされる能力の点検ですが、あなたが関心のある救急領域では精神科の仕事の内容はあまり必要のないことなのでしょうか？　精神科領域を経験することはこれからあなたが目指そうとしている救急領域の看護にとって、きっと意味があると思います。なぜなら、高度な看護実践能力とはあなたがお考えのように医療処置も重要な点ですが、加えて心理・社会的な視点を含めた総括的な看護判断能力と実践力が重要になってくるからです。キャリアを短期的に捉えず長期的な視点で考えてみるとよいと思います。

あなたがおっしゃるように、別の選択肢として、職場を変えて（転職して）やりたい救急を目指すという考えもあります。しかしながら、日本は、看護師の雇用は組織全体で雇用し、配属は病院の組織の状況で変化するため異動も多く、必ずしも行きたいところへいけるとも限りません。今の配属先からも今後異動になる可能性もあります。そういった事情も踏まえて今後のキャリアを考えることはあなたにとって重要なことと思います。

看護師という職業は、専門職、スペシャリストではありますが、複数の領域での経験をもつ、幅広い対応力をもつ人材を医療機関は求めています。志をいつか叶えるときを目指し、今は幅広い経験を身につける時期と考えて、焦らず仕事を楽しんでみたらいかがでしょうか。また、会社員として経験した企業での勤務経験も看護の仕事に後々役に立つ日が来るかもしれませんよ。

今は、幅広い実践力をつけながら志を叶える日に備える時期と考えて。

TOPICS

「ジョハリの窓」で心を開く

「ジョハリの窓」とは、アメリカの心理学者ジョー・ルフト（Joe Luft）とハリー・イングラム（Harry Ingram）が発表した「対人関係における気づきのグラフモデル」のことです。対人関係における自己を理解する手がかりとして役立つ枠組みで、提案した二人の名前を組み合わせ「ジョハリの窓」と呼ばれています。（図6）

「ジョハリの窓」は図6のように、四つの窓からなっています。四つの窓とは、①開かれた窓（自分も他者も知っている領域）と、②気づかない窓（自分は気がついていないが他者は知っている領域）、③隠された窓（自分だけは知っていて、他者は知らない領域）、④閉ざされた窓（自分も他者も知らない領域）、があると考えられています。①「開かれた窓」が広がり、④「閉ざされた窓」が小さくなることで、自己理解がすすみ、人間としての成長が促進されるというものです。

例えば、自分自身に対する周囲からの意見やアドバイスといった「フィードバック」を受けることで、①「開かれた窓」が拡がり、②「気づかない窓」を小さくしてくれます。そして、

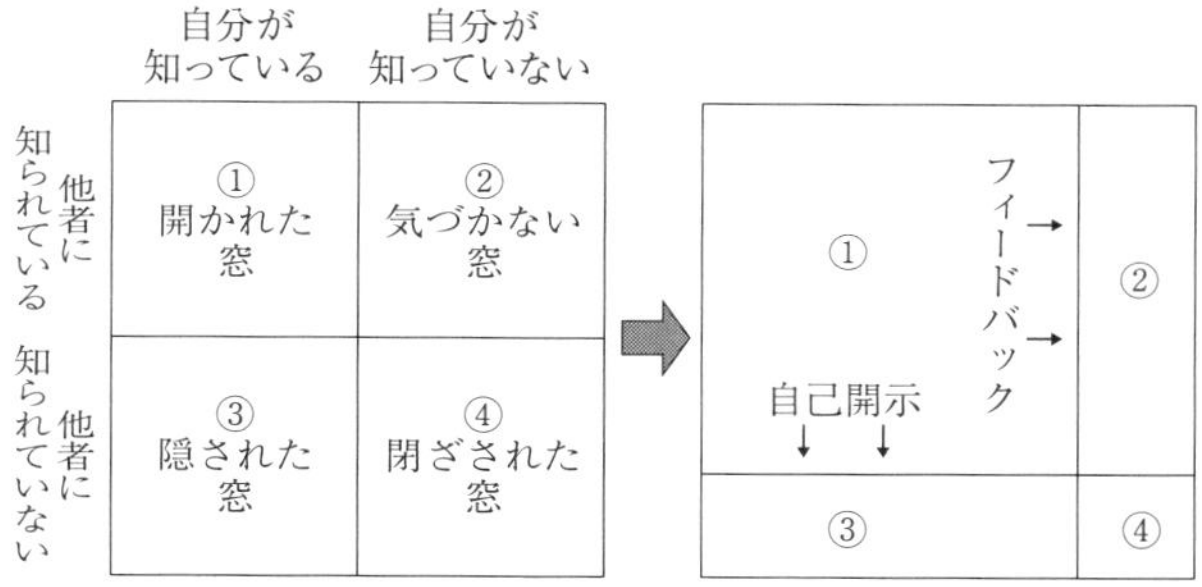

図6　心の4つの窓（ジョハリの窓）

「フィードバック」を受けたときに、この「フィードバック」に「自己開示」していくと、さらに①「開かれた窓」は拡がり、③「隠された窓」が小さくなります。そうすると、結果として④「閉ざされた窓」も小さくなり、新しい自己の発見や他者との相互理解が深まっていくのです。また、自ら務めて他者に「自己開示」していくことで、他者との交流が深まり、交流のなかで他者からの「フィードバック」も得られやすくなっていきます。他者の意見、見方に対して心を開ける自分でありたいものです。

18 うつになったらキャリアはおしまい？

四〇代の男性です。大学卒業後公務員として二〇年間、さまざまな仕事をこなしてきました。一年前に管理職になり、これまでの努力がようやく報われたと喜んでいました。そしてこれからいっそう頑張らなければいけないと思った矢先に体調を崩してしまいました。毎日仕事で疲れ果てているのに、布団に入ってもよく眠れません。いつも頭が重く、気分が沈み込んでしまいます。いつもの自分なら考えられないような失敗を繰り返すようになりました。先日妻に勧められて受診した精神科の病院で、「うつ病」と診断され、一カ月間自宅療養するように言われました。上司もゆっくり休むように言いますが、仕事のことが気がかりで休めません。せっかくここまで頑張ってきたのに、私のキャリアはこれでおしまいかと不安でしかたありません。どうしたら良いのでしょうか？

（公務員、男性、四二歳）

わき目も振らず頑張ってきたあなたにとって、「うつ病」という診断はさぞかしショックだったことでしょう。うつ病は「こころのカゼ」とも言われ、治療すれば治る病気ですが、一般にはまだまだ正しく理解されているとは言えません。

特に「うつ病はこころの弱い人がかかる病気である」「うつ病は治らない」などの誤解も多く、そのため精神科受診に二の足を踏む人が多いという現状もあります。しかしうつ病は、こころの弱い人がかかる特別な病気ではありません。どれほど強くて有能な人でも、いくつかの原因が重なったり、限界を超えるようなストレスがかかるとうつ病になることがあります。むしろ強くて有能な人ほど、限界を超えるまで頑張ってしまい、うつ病を重篤化させてしまうことがあります。うつ病は、精神科受診による薬物療法と十分な休養、そして専門家によるカウンセリングを受けることによって回復します。しかしながらうつ病の回復には、通常数カ月からケースによっては年単位の治療期間が必要になります。このことが「うつ病は治らない」という誤解を生む原因になっています。

さてあなたの場合、すでに精神科を受診されたとのことですが、適切な判断だと思います。今は不安や自分を責める気持ちばかりで、とても辛い時間が続くと思いますが、それらは全て「うつ病の症状」ですから、お薬を飲んでゆっくり休養すると必ず楽になっていきます。まずは主治医の言うことを信じて、ゆっくり休みましょう。

うつ病になったことで「これまでの努力が無駄になり、キャリアが終わってしまった」と感じてしまう気持ちも理解できます。しかし実際には、まったくそのようなことはありません。確かにうつ病になるということは、短期的な視点ではマイナスとしか捉えられないかもしれません。しかし、うつ病と向き合い回復していく過程で多くの人は、これまでの自分の働き方や頑張り方について振り返り考えることになります。自分のこれまでをじっくり内省し吟味するチャンスを得た、という見方もできるのです。

例えばあなたと同じように大変ながんばり屋だったある男性は、うつ病による長期療養から職場に復帰して行く過程で、次のような話を聞かせてくれました。「いままで短距離走が得意だった私が、マラソンの練習をしているようです。給水ポイントを上手に使って、長い道のりを自分のペースで安定して走って行くことが大切なのですね」

キャリアについて考えるうえで大切なことは、短期的な成功を収めることではありません。キャリアとはそもそも、上下一方向の一直線を描くものではありません。職業心理学者のスーパー（D. E. Super）は、職業としてのキャリアと、家庭や市民としての役割を包括して「ライフ・キャリア」と呼び、幾層もの幅と時の流れをもつ虹のようなモデル（ライフ・キャリア・レインボー）として表しています。職業生活を中心に据えた、幅と流れをもつキャリアを全体として捉え、自分らしく生き生きと描いていくことが大切なのです。

うつ病は治ります。それを信じて今はゆっくりと休養することが大切です。そしてうつ病は、あなたのキャリアを台無しにすることもありません。むしろうつ病に向き合った日々はあなたに、自分らしいキャリアを考えるきっかけを与えてくれたり、あなたしか得られない貴重な体験をもたらしてくれるかもしれません。

「うつ」でキャリアは終わりません。「うつ」から学ぶこともあるのです。

TOPICS

キャリアとメンタルヘルス

我が国では、キャリアとメンタルヘルスは別々のテーマとして扱われる傾向があります。おそらくその背景には、メンタルヘルスは病気を治し健康を取り戻すことであり、キャリアは健康を前提にしてその上に築き上げるものという考え方があると思われます。しかし実際には、両者の間に明確な線引きは無く、ときには精神疾患を抱えながら、あるいは、精神疾患と健康の間の「半健康」という状態にありながら、キャリアの問題にも向き合って働く人は少なくありません。つまり、両者は必ずしも別次元の問題ではないのです。

また岡田（二〇一三）は、キャリア危機とメンタルヘルス問題の密接な関係を指摘しており、単に業務負荷がうつ病の原因になるのではなく、その裏側にはキャリア形成に関する課題が隠されていることを示唆しています。今後更なる研究が期待される領域であると言えるでしょう。

19 非正規雇用で将来が不安です。

現在、三五歳で派遣社員として働いています。仕事内容は、貿易事務を担当しています。これまでは、正社員三年、契約社員・派遣社員で一〇年ほど働いてきました。しかし、三〇代半ばになり、この先、年齢を重ねても派遣社員で働き続けられるのか？　このへんで正社員を目指した方が良いのか？　と迷っています。

私の希望としましては、自分が好きで取り組める仕事を長く、安定して続けることです。派遣社員、契約社員は有期雇用とのことで、いつ契約が終了になるか心配になります。景気が悪化すればすぐに職を失うのが非正規雇用ではないでしょうか。非正規雇用で今後もずっと働き続けられるのか不安を感じます。ただ、私は現在の仕事も環境も気に入っており、派遣就労も気に入っています。このままのかたちでずっと働き続けられたら……というのが本音ではあります。しかし、これから四〇代半ばくらいになって突然契約が終了してしまったとき、年齢がネックになって次の仕事を紹介してもらえなくなるのではないか？　路頭に迷ってしまうのではないか？　という不安にかられます。

一方で、同じような仕事に正社員で就くとすると、労働条件（拘束時間、待遇）は現在より厳しくなることが予想されます。そうなると、正社員になれば雇用は安定するかもしれませんが、果たして自分がそこで長く勤務していくことができるのかどうか、甚だ不安です。このように、先のことを考えると堂々巡りになってしまい、結論が出せないままです。

（派遣社員、女性、三五歳）

あなたは、現在派遣社員で働いていて、その働き方も仕事内容も気に入っていらっしゃる。今の状態に満足して働けているということですね。ところが、先々のことを考えると、年齢的にも雇用環境的にも不安がある。あなたの希望は「長く安定して働き続けること」ですね。

派遣社員で年齢を重ねても働き続けていけるようになるには、「安定的に就労できる能力」「職場で必要とされる職務能力」を身につけていることは特に重要なことと思います。そのことを証明するような実務経験・実績を積んでいくことも「年齢を重ねても」有利に働き続けるための必要な要素になります。また、職務能力については、変化に対応できるように常にブラッシュアップしていくことも大切なことでしょう。最近では、そのような力を身につけて四〇代でも派遣就労している人が増えているという現状があります。

正社員に転職すれば「年齢を重ねても安定して働く」ことは可能性としては高まるかもしれませんが、どのような働き方をするか（労働条件）もあなたにとっては重要とのことですから、そこはジレンマになっているようですね。

まずは、今の就労を続けながら、あなたが経験のある仕事内容で、興味をもって働けそうな正社員の求人企業があるかどうかリサーチしてみてはいかがでしょうか。職業斡旋機関、転職支援サイトからの直接応募などルートも複数、幅を広げて情報収集することから始めてみましょう。

これまで仕事についてのお話を伺ってきましたが、ところで、あなたの「ライフ・プラン」はどのようなものでしょうか？「結婚」「出産」などのライフ・イベント計画はお考えになっているところですか？　それとも全く視野に入れてはいないですか？　今までのお話を伺っていますと、人生において職業問題が最重要課題になっているようですが、人生には職業問題以外の問題も存在しますね。もしかしたら「一生、ひとりで仕事して生活していかねばならない」と決めつけて考えていたとしたら、強迫的な気持ちが増し、将来の不安を大きくしているということがあるかもしれません。例えば、人生を共に過ごすパートナーを見つけて、家計も家事も相互に分担しながら、互いに支え合いながら生きていく、と考えるとするとどうでしょうか。協力し合って家計的にも精神的にも支え合っていけるのが夫婦です。そのように視点を変えて考えてみると、強迫的な思いや不安から少し解放されるのではないでしょうか。仕事のことと同時に、この機会に、ライフ・プラン（人生設計）のことも視野の幅を広げて考えてみる……それも、ご自身にとっては意味あることではないかと、私は思います。

職業と同時に、人生設計にも視野を広げて考えてみましょう。

20 私はアルコール依存症でしょうか。

最近よく上司や同僚から酒グセが悪いと言われ、お酒の飲み方について注意されるようになりました。もともとみんなで盛り上がって飲むのは好きでしたが、最近は一人でも飲むことが多く、つい飲み過ぎて翌朝に残ってしまうことがあります。つい先日も遅くまで飲み過ぎてしまい、翌日の大切な会議に遅刻してしまうという大失態を演じてしまいました。おまけに上司からは酒臭いと大目玉をくらい、アルコール依存症ではないかと言われてしまいました。私はお酒なんてやめようと思えばすぐにやめられるので、気にはしていません。でも、このままだと人事評価に影響するかもしれないと思うと少し心配です。どうすれば良いでしょうか?

（会社員、男性、三六歳）

周囲からお酒の飲み方について注意され、自分はアルコール依存症なんかじゃないのに、と不本意なお気持ちなのですね。若いうちは誰でもつい飲み過ぎて、羽目を外してしまうこともありますよね。ちなみに厚生労働省によれば、我が国におけるアルコール依存症の患者数は約八〇万人、予備軍を含めると約四四〇万人にもなると推定されています。

アルコール依存症は、単に酔いつぶれている大酒飲みとは異なります。飲酒量の多少が問題なのではなく、飲酒に関わる行動を自らコントロールできなくなってしまう精神医学的な病気なのです。例えばこれ以上飲むと明日の仕事に差し支えると分かっていながら飲んでしまう、これから車の運転をしなければいけないと分かっているのに飲んでしまうなどの行動がよく見られます。こうした問題は、その人の職業や生活環境によって許容される範囲が異なるので、問題が表面化することなく放置されてしまうこともあります。社会生活、家庭生活、心身の健康に支障を来すなどが目安ですが、アルコール依存症は「否認」の病ともいわれ、自発的に治療を受けることはほとんどありません。そのため実際には職場や家庭で大きな問題を起こし、困り果てた上司や家族が本人を病院に連れて行くことになります。アルコール依存症になると、その治療は断酒、すなわちお酒をやめることが目標となります。

さて、あなたの状況を伺うと、あなたが今の時点でアルコール依存症に該当するかどうかは分かりません。しかし、アルコール依存症に向かって少しずつ進んでいる可能性が考えられます。

その意味では今回あなたが「心配になった」ことはとても良いことだと思います。「このまじゃいけない」と思うことから全ては始まります。飲酒行動のコントロールを失う前に、立ち止まり真剣に考えてみる必要がありますね。この機会に専門家の診断を受けることをお勧めします。まずは、社内の産業医か、近くの保健所や精神保健福祉センター、メンタルクニックに相談してみましょう。

お酒に飲まれないよう、お酒との付き合い方を再考してみましょう。

TOPICS

アルコール依存症のスクリーニングテスト

「新久里浜式アルコール症スクリーニングテスト」は、久里浜医療センターによって作られた日本人向けのアルコール依存症のスクリーニングテストです。男性版と女性版がありますが、ここでは男性版のみ掲載します。

表3　新久里浜式アルコール症スクリーニングテスト

最近六カ月の間に次のようなことがありましたか？

	質問	はい	いいえ
1	食事は一日三回、ほぼ規則的にとっている	0点	1点
2	糖尿病、肝臓病、または心臓病と診断され、その治療を受けたことがある	1点	0点
3	酒を飲まないと寝付けないことが多い	1点	0点
4	二日酔いで仕事を休んだり、大事な約束を守らなかったりしたことがときどきある	1点	0点
5	酒をやめる必要性を感じたことがある	1点	0点
6	酒を飲まなければいい人だとよく言われる	1点	0点
7	家族に隠すようにして酒を飲むことがある	1点	0点
8	酒がきれたときに、汗が出たり、手が震えたり、いらいらや不眠など苦しいことがある	1点	0点
9	朝酒や昼酒の経験が何度かある	1点	0点
10	飲まないほうがよい生活を送れそうだと思う	1点	0点
	合計		点

（出典）厚生労働省ホームページ（eヘルスネット）『新久里浜式アルコール症スクリーニングテスト』
http://www.e-healthnet.mhlw.go.jp/information/dictionary/alcohol/ya-022.html

いかがでしたか？　合計点が四点以上はアルコール依存症の疑い群、一〜三点は要注意群（ただし、質問項目一番による一点のみの場合は正常群）、そして〇点が正常群です。ただし、このテストはあくまでもスクリーニングテスト（集団から疾病を有する確率の高い人を選別するテスト）であり、これで診断ができるわけではありません。心配な場合は、社内の産業医、近くの保健所、精神保健福祉センター、メンタルクリニックに相談しましょう。

21 介護をしながら働き続けられるでしょうか。

離れてひとり暮らしをしていた母が倒れて半年が経ちます。幸いにも発見が早く、一命は取り留めましたが、身体が不自由になってしまったので、母には一人っ子の私の家に来てもらいました。夫は長期の海外赴任中で、後一年は帰国できないそうです。私は販売職でシフト制ですから、勤務時間が不規則です。そのなかで、ヘルパーの助けを借りたり、シフト上の便宜を図ってもらって時間をやりくりしたりして、なんとかやってきました。介護施設を探していますが、順番待ちで、しばらく今のような生活が続きそうです。
職場は、事情を理解してくれて協力的でしたが、半年も経ってくると、そうもいかなくなってきました。主任という立場上、メンバーに迷惑をかけてばかりもいられません。上司からは「見通しを早めにつけてほしい」と言われています。責任のある仕事をさせてもらえるようになったのに、このままでは、主任も降ろされてしまうのではないかと不安です。最近は、どうしても睡眠時間を削らざるをえず、疲れがたまり気味です。この先が見えない状態に、気持ちをもち上げるのも一苦労という状況になってきました。

（販売職主任、女性、三八歳）

今、ご自宅で、お独りでお母さまの介護をしながら、いろいろとやりくりをしながら働いておられるのですね。本当にお疲れさまです。半年前もかなりご心配で大変だったことと思いますが、今はまた別の大変さがありますね。
主任という役割も担い、仕事にもやりがいを見出しておられる様子。職場の協力を得られているけれど、最近は、それも難しくなってきたように思われるのですね。半年間、睡眠時間を削ってやりくりしておられ、疲労もたまってきていますね。かなり無理をなさっているようです。

身体が疲れてきているうえに睡眠不足の状態が続くと、精神的にも追い込まれた状態になり、申し訳なさ、罪悪感といった気持ちも強まり、周囲の方の言葉からも、実際以上の非難のニュアンスを感じやすくなってきます。たとえば、上司から言われた「見通しを早めにつけてほしい」という言葉ですが、実際、その上司が言わんとしていることは、あなたが感じているような「半年も考慮しているのだから、これ以上は職場としても難しい、早めに区切りをつけてください」ということでしょうか。冷静に考えたとき、たとえば、「休みが必要かどうか早めに教えてください」という「見通し」とは考えられませんか。

この先どれくらい介護に期間を要するかは、わからないのですね。それなら、今は、メンバーに感謝をして、出勤できるときに精一杯、業務に励みましょう。今はあなたが一方的に周りに助けてもらっている状況かもしれませんが、いずれ、別の方が介護と仕事を両立することになったとき、あなたがその方をサポートすることで、恩返しをすることができます。長期的にみて、「相互の助け合い」と捉えることができればと思います。

人事部門の担当者にも相談して、社内にどのような制度があるか、どのように活用できるかなど、情報収集しておくこともお勧めします。

そして、ご家族にも今のあなたの気持ちや状況を話してみていただきたいと思います。また、兄弟はいなくても、親戚の方々はいかがでしょうか。すでに協力を依頼したけれど断られた、そもそも協力してもらえる状況ではない、ということもあるかもしれませんが、協力してもらえる可能性のある人には相談をもちかけてみましょう。

また、公的なところで、介護保険の活用も検討してみてください。お住まいの地域にある「地域包括支援センター」の窓口に相談してみましょう。

ひとりで介護を抱え込まず、今は、活用できるものは「資源」としてなんでも活用させてもらうぞ、というくらいの気持ちで臨めるといいと思います。

活用できる資源を利用し、自分のことも大事にして仕事との両立をはかりましょう。

TOPICS

介護をしながら働くということ

二〇一二年度「就業構造基本調査」（総務省）によると、家族の介護をしながら働いている人は二九一万人に上ります。今後も介護をしながら働く人が増加すると見込まれており、早急な対策が求められています。制度を整え始めている企業も出てきていますが、まだまだ不十分といわれています。また、職場では介護に関する話題を出しづらいといった雰囲気もあるようで、企業としても、介護をしている従業員の実態を把握しづらい現状もあるようです。

現時点では、介護をしている（あるいは、介護に実際に関わった）従業員自身が、並行して声を上げ、自社・自職場において介護と仕事の両立への意識、介護をしている従業員への理解を深めてもらうという取り組みも必要なことといえるでしょう。

ワークライフ・バランス（仕事と個人生活の調和）適正化の観点からも、企業には今後いっそう介護を支援する休暇制度の充実、実取得の促進に努めてほしいところです。そのことが、働きやすい職場の実現の推進となり、働く人の職務満足や働く意欲を高めることになるのです。

22 同期が自殺してしまい、心が折れそうです。

三〇代男性の会社員です。大学を卒業して約一〇年、営業一筋で働いてきました。今の時代、国内外の競合他社との競争も激しく、以前のようにはなかなか商品が売れません。皆、毎日夜遅くまで、休日も返上して働く日々が続いています。先日、別の支店で、同期入社の社員が自殺したという話を聞きました。特に親しい付き合いがあるわけではなかったのですが、とてもショックでした。彼も私と同じように営業の仕事をしており、きっと同じように疲弊していたのではないかと思います。私よりずっと成果を上げていた彼でも自殺するのだから、もしかしたら、私もいつか限界がきて彼のように追い込まれてしまうのではと、心が折れそうになっています。

（営業職、男性、三二歳）

厳しい経営環境の職場で、大変な思いをしながらも頑張っているのですね。疲れ果て、自信を失いかけたところに飛び込んできた同期の自殺という知らせは、どれほどあなたに衝撃を与えたことでしょう。

事故や病気による死と異なり、自らの命を絶つ自殺は遺された人々に強いショックを与えます。その理由の一つが、自殺の理由が分かりにくく、遺された人々にいろいろなことを考えさせてしまうことです。また自殺は人生からの逃避であり、恥ずべきことであると考えられる傾向があります。そのため遺された人々の間でもタブー視され、話題にしない空気が生まれてしまいます。このようななかで、遺された人々は自分のなかだけに思いを溜め込み、考え込んでしまうのです。

限られた情報のなかで考え込むことによって、自殺の原因が自分にあったのではないかと多くの人が責任を感じます。また、あなたのように故人と自分の境遇を重ね合わせ、自分もまた自殺に追い込まれてしまうのではないかと不安を抱く――これを同一化と言います。特にあなたの場合、故人があなたと同じ営業職で勤務していたため、その方の苦労が手に取るように分かりやすかったのでしょう。特に故人が優秀で人望のある方だった場合には、こうした傾向が現れやすくなります。しかしながら、故人とあなたはまったく別の人生を生き、それぞれ別のキャリアを歩んでいたという事実を忘れてはいけません。

よく自殺の原因として経済的問題、人間関係、仕事上の負担などがあげられますが、実際にはそれほど単純ではありません。多くの場合自殺の背景には複数の問題が複雑に絡み合っています。そしてほとんどの場合、うつ病などの精神疾患の影響を受けていることが明らかになっています。WHO（世界保健機関）によれば、自殺者の九五％以上が自殺に及ぶ前になんらかの精神障害に該当していたと言われています。しかしながらそのうち適切な治療を受けていた人は二割程度にとどまっているということです。自殺は自らの意思で選択した死であるという理解は間違っています。ほとんどの自殺は前述のように、精神疾患の影響を受けており、病的な精神状態によって強要された意思決定の結果なのです。

うつ病をはじめとする精神疾患には、薬物療法を中心としたさまざまな治療法が確立しています。もしも心身の異変に気付いたら、早期に適切な治療を受けることが重要です。一人で抱え込まず、あなたのように勇気を出して誰かに相談することが大切なのです。

一人で抱え込まないことが大切です。

TOPICS

カウンセリングと自殺予防

カウンセリングにおいては、クライエント自身の主体的な意思決定が尊重されます。どのような問題においても、カウンセラーが「こうしなさい」と一方的な指示や強制をすることは基本的には無く、クライエント自身が最終的な決断を下します。しかし自殺予防においては、大きく様子が異なります。藤原ら（二〇〇五）によれば、自殺はうつ状態など病的な精神状態によって歪められた意思決定の結果なのです。自殺という取り返しのつかない問題において、クライエントの意思決定はそのまま尊重されてはなりません。カウンセラーはクライエントの死にたいほどの苦しみを正面から受け止めつつ、その行為を実行してしまわないようにクライエントに働きかけていくのです。

23 努力が報われず、会社を恨んでしまいそうです。

一〇年ほど前にうつ病を発症し、二年間休職しました。経理部門にいましたが、新経理システム導入に向けて発足したプロジェクトチームに、入社二年目で抜擢されました。経理だけでなく、情報システム分野も好きで勉強していたので周りから重宝されました。やりがいを感じ、毎日遅くまで仕事をしていましたが、そのころ体調を崩しました。そして、離婚も経験しました。子供が一人いるのですが、今は元妻と暮らしています。当時、プロジェクトチームのチームリーダーにも、元の経理部門の上司にも体調のことを相談しましたが、今思えば、きちんと対応してもらえていなかった気がします。

私の休職中に新経理システムはリリースされました。私の成果はそのまま後任の成果として評価され、納得がいかない気持ちでした。復職後、経理部門で給与関係を担当していますが、繁忙期には体調を崩すこともあり、長い間、評価も低めです。

システムづくりのような仕事に携わりたいのですが、自己申告などで希望を出しても取り合ってもらえません。当時、体調を崩したときに適切に対応してもらえていれば、休職することもなく、今、こんなことになっていないはずだと思うと、会社を恨んでしまいそうです。

（事務職、男性、三六歳）

長い間、苦しい、悔しい思いをなさってきたのですね。

新システム導入に向けたプロジェクトチームで重要な役割を担われて頑張っていたものの、うつ病になられて休職し、復帰後も体調を崩すことが多かったのですね。身体や気分が辛いうえに、歯がゆい思いもなさいました。離婚をされ、生活そのものが落ち着かないところに仕事と心身の辛さが重なったときのことは想像を絶します。今も、思うようにいかない状況が続き、これまでのことも思い出され、報われない気持ち、先に進めない気持ちになってしまうのですね。

そのような経過を経ての今ということですが、三六歳のあなたにとっては、今後の人生のほうが長いです。そこで、これまであったさまざまな出来事やそのときのあなたの思いを、一つずつ客観的に振り返っていただきたいと思うのです。不本意な出来事、辛かった気持ちだけでなく、あなたが頑張ってきた一〇年間の体験で「得たもの・身につけたもの（自分を育ててくれた人、身についた知識やスキル、知恵など）」も同時に思い出し、洗い出すことにも取り組んでほしいのです。これまであなたは、新しいシステムの導入に尽力して成功に導いたり、身体を壊し休職はしたけれど、経理事務で培った的確な仕事ぶりを期待されて、給与の仕事で実務をリードする立場にたっていらっしゃるのではないですか。そのキャリアの軌跡を入社からずっと時系列に紙に列挙してみることも良いと思います。まずはご自身で整理してみてください。それでも鬱屈した気持ちがとれなければ、身近であなたをよく知る信頼できる同僚か先輩に協力してもらい、あなたの気持ちを思い切って打ち明けてみるのです。苦しい思いを一人で抱え込んでいると不快な感情がますます募り、どこかで乱暴な言動となって爆発してしまったり、身体の不調となって表面化してしまうことになります。

次に、今あなたが働いている会社や職場のことを考えてみましょう。会社や職場が自分に何を求めているかについてです。もしかしたら、ご自身がやりたいと思うシステムづくりのような仕事が、今の会社にはないということがあるかもしれません。あなたがそのような仕事に必要な能力をもっていないとみなしているからではなく、仕事自体がないのです。組織というものは、自分の希望どおりの仕事ばかりをさせてくれるわけではないのです。組織のニーズと個人のニーズが一致しないことも、ままあります。ここは、ひとつ会社・職場からの今のご自身への期待・要望を理解して、それに応えることに集中してみませんか。そのことを通して、周囲からの信頼感を得て、ご自身の発言力や影響力を増していくのです。このような取り組みを、まずは一年、やってみませんか。

また、あなたは、繁忙期などに体調を崩しやすいとのことですので、定期的な受診も含め、日ごろからできる心身のケアに意識的に取り組むことも必要です。

これまで大変な体験をしてきましたから、ときには体調不良や気持ちの揺れがあるでしょう。ですが、これまで悔しいことやいろいろなことがあったにもかかわらず、この状況から逃げ出さず、この会社で仕事を続けてこられているあなたは立派だと思います。これまで成し遂げてきたことはご自身が一番よく知っているはずですし、社内にも、あなたの耳に届いていないだけで、あなたの努力を評価している人も必ずいるはずですよ。自分を信じ、まずは足元からもう一度、一歩ずつやっていきましょう。

悔しい思いもありながら、これまで逃げずにやってきた自分を褒めて、また足元から一歩ずつ進めていきましょう。

TOPICS

「許す」ということ

怒りや恨みといった気持ちを抱え込んでしまって、いっぱいになりそうなとき、私たちはどうすればよいのでしょうか。

これは、生きていく上でとても大きな課題ですし、簡単に答えを出せるテーマではないと思います。最近、心理学や脳科学などの領域でも研究テーマとして多く取り上げられ、議論されています。

今回取り上げたいのは、怒りや恨みを感じた出来事や敵対感情を抱いている人を「許す」という試みです。これまでの研究で、「許す」こと、「許すよう取り組むこと」で、ストレスの影響により血中に分泌されやすくなるコルチゾールというホルモンの分泌が抑制されたり、心臓への血流量が改善されたりしたという結果が報告されています（Hamiton, D., 2010／有田訳、二〇一一）。つまり、「許す」ことが自分の健康状態によい影響を及ぼすのです。怒りや恨みといった気持ちをため込むと余計に辛くなります。そういった気持ちをもたないようにすればよいということは、誰に言われるまでもわかっていることかもしれません。ただ、わかっていても、怒りや恨みにさいなまれてしまうのも人の情です。とはいえ、その相手や出来事を「許す」ことで、今の自分、また、これからの自分の健康状態がよりよい状態になるとしたらどうでしょう。逆転の発想どころか、次元の異なる発想なのかもしれません。人を変えようとするより、自分を変える方がずっとラクです。

また、私達の怒りや心理的苦痛の最大の癒し役——それは、「時間」ではないでしょうか。過去から自分を解放し、過去にとらわれないで前を向いて歩いていきたいものです。

24 感情的な上司に我慢するうちに、仕事のやりがいも消失しそうです。

私は看護専門学校で教員をしています。教員になってから八年になります。仕事はそれなりに充実はしているのですが、上司の感情的な対応に、ほとほと困っています。学生のためと言い聞かせて、できるだけ距離を取りつつ冷静に接するように心がけていますが……。今は、「もうすぐ彼女は定年だから……」と我慢して、退職は思い止まっています。もっとも、私は離婚して子供を養っているので、仕事を辞めることはできないのですが。
看護教員は望んでなった仕事ですし、ずっと続けたいと思っています。しかし最近は、八年も一生懸命頑張ってきたのに、教員としての私は何も成し遂げていないのでは……と感じ始め悶々として過ごす毎日です。

（看護教員、女性、四〇歳）

教員というお仕事はなかなか大変な仕事ですね。八年間真摯に取り組んでいらっしゃった様子がわかります。看護専門学校は小規模の学校がほとんどだと思いますので、直接の上司との関係が仕事全体に大きく影響されることだろうと推察できます。長く教員生活を送られていらっしゃいますが、上司との関係の取り方はさすがですね。仕事の目的を見失うことなく、ご自身のなかで上手く折り合いをつけながら対応していらっしゃると思います。

さて、あなたの仕事に対する満足感についてですが、日々の教育に対する充実感はもっていらっしゃるようですが、教員としての八年間と考えると、形に見えない分、その達成感が感じられにくいことがあるかもしれませんね。教育や看護の成果は形として残らないものが多くあります。たとえば学生の成績が上がったという成果は教育によるものも大きいのですが、現場では学生自身が頑張ったからという評価のみがなされがちです。教育がどのように効果的だったのかという視点は現場の世界では確認されないことが多いように思います。外部からの評価という点でも、もしかしたら上手くいって当たり前という見方が大勢かもしれません。あなたの場合は、上司の性格からも日頃の仕事に対して評価してもらえそうもないようですね。仕事のモチベーションは、周囲からの評価（承認）と、自分の内面における評価（達成感）などから向上するものだと思いますが、あなたの場合はどうでしょうか。もしかしたら、周囲の評価がもう少し形としてあったらもっとモチベーションがあがるかもしれませんね。

あなたがお勤めの学校のように小規模な施設や、上司からの評価が受けられない場合など、自分自身の仕事の評価をもっと別の形で受け取ることがいいのかもしれません。自分自身の評価を現職場からのフィードバックといった組織内にだけ見出すのではなく、組織外まで拡げてみてはいかがでしょうか。たとえば、日頃の仕事の成果として学会で研究発表してみるということもあります。あなたのライフワークに繋がるようなテーマが発見できるかもしれません。また同じテーマで研究しているグループに参加するのはどうでしょう。あるいは大学院に進学し、ご自身の研究されたいテーマを掘り下げてみるのもよいかもしれません。今は社会人の大学院が多く開校しています。向上心をもった仲間との交流は自分自身を高めてくれるはずです。また、活き活きと働くお母さんの姿は娘さんの成長にとっても、良い影響をあたえるのではないでしょうか。四〇歳という年齢は発達段階からいっても、ちょうど自分の人生の正午[*注]にさしかかっている時期だと考えられます。今までの自分の生き方、これからの将来について少しじっくり考える良いタイミングかもしれませんよ。この機会に、何でも話せる友人や先輩、恩師などと話しあう場をもってみることもお勧めします。

組織の外にも目を向け、あなたが成し遂げたいことに意識を傾けていきましょう。

※注　人生を日の出から日没までの太陽の動きに例えたユングは、中年を人生の正午と位置づけた。

TOPICS

働く意欲はどこから？～ハーズバーグの二要因理論

働く意欲は、どこから生まれてくるのでしょうか。アメリカの心理学者ハーズバーグ（Herzberg, F.）は、二要因理論（動機づけ−衛生理論）というモチベーション理論を提唱しました。仕事の満足は、ある特定の要因が満たされると満足度が上がり、それが不足すると満足度が下がるということではなく、「満足」に関わる要因（動機づけ要因）と「不満足」に関わる要因（衛生要因）は別のものであるというものです。動機づけ要因は「達成」、「承認」（成果が上司に認められるなど）、「仕事そのもの」（仕事の内容が興味深いなど）、「責任」（責任の重い仕事をまかされるなど）、「昇進」、「成長」などがあり、衛生要因は「会社の政策と管理」、「監督技術」、「上司との関係」、「作業条件」、「給与」、「同僚との関係」、「部下との関係」などがあげられています。

この事例をもとに考えると不満を感じている上司との人間関係は「衛生要因」となります。また上司からの承認や達成感がないと感じていますが、それが「動機づけ要因」です。相談者は上司と適切な距離感をもつことで、不満足感を上手くコントロールできています。しかし、上司からの承認がないことから、仕事の達成感や成長を実感できず、仕事への満足感や意欲が低下しているものと考えられます。「動機づけ要因」である達成感や自己の成長は上司から得られるものだけではないはずです。所属している組織の枠を超えて視野を広くもち、自身のライフ・ワークについて検討してみることも大切かもしれません。

25 後輩が自分の上司になり、やるせない気持ちです。

新卒で入社し、これまで一生懸命仕事をやり、後輩の面倒も見てきました。半年前、年の近い後輩が係長に昇進し、私の上司になりました。実績からいえば、私のほうが適任だと思いますし、以前、部長からも「頼むよ」と声をかけてもらったこともあります。ですから、なぜこうなったのかわかりません。課長に理由を聞いてみようとしましたが、聞けませんでした。

挽回しようと、自分の担当のことだけやるのではなく、後輩でもある係長のことを支えるために気づいたことを助言しました。係長自身、遠慮があるのか、私に声をかけづらいように思えたので、「これまでのように何でも聞きなよ」と伝え、雰囲気づくりにも配慮してきました。ですが、今期の評価もよくありませんでした。がっかりです。しかも、休憩室で、「最近、○○さんが怖いよね」「空回りしているみたい」などと私の悪口を言っているのが聞こえてきました。やるせない気持ちです。

最近、やる気も出ないうえに、体調も思わしくありません。いっそのこと辞めたほうがすっきりするのかな、とも考えますが、そう簡単に次の仕事はみつからないと思うと踏ん切りがつきません。

（技術職、男性、三八歳）

後輩が自分の上司になるという、青天の霹靂ともいえる人事に直面し、驚き、とてもショックをお受けになったことでしょう。それでも、なんとか挽回しようと、自分なりに考え、頑張ってきたにも関わらず、それが評価に反映されていないように感じ、さらに、周りから陰口をたたかれていることがわかり、落胆されてしまったのですね。やるせなさや腹立たしいお気持ちもおありになることでしょう。

働く者にとって、異動、入社・退職などによる職場のメンバーの交代は自分を取り巻く環境の変化といえます。上司の交代ともなればなおさらです。しかも後輩が、自分を超えて、直属の上司になったということですから、これはかなり大きな環境変化といえますね。こうした身の回りの変化はストレスとなって心身に影響を与えるのです。

最近、やる気が出ないうえに、体調が思わしくないとのこと。今回の出来事のストレスによる影響が考えられるかと思います。身体面や気分の面で、具体的にどのような違和感があるでしょうか。痛みやしびれ、眠れない、食欲がないといったことはありませんか。ひとまず、違和感が生じているところを診てもらえる病院を受診してほしいと思います。ずっと独りで踏ん張ってきたご自身を労うために、まずは身体を休め、体調回復に努めていただきたいです。

今、仕事を辞めることも考えている、とのこと。長く続けてきた仕事を辞めてしまおうかと思うくらい、切羽詰ったお気持ちになっているのでしょう。しかし、体調が思わしくないときは、自分では冷静に考えているつもりでもネガティブな考えや気持ちに傾いてしまいがちですから、辞める判断はしばらく保留にしてください。

そして、体調が落ち着いてきてから、次のようなことにトライしてみませんか。

自分の思いやスタイルとは別に、周囲からの期待や要望はキャリアを積むなかでは移り変わっていくものです。二〇年近く働いてきたなかで、あなたが高く評価されたことはどんなことだったでしょうか。あなたらしさが発揮できた思うときとは、どのようなときだったでしょうか。あるいは、ご自身でこれは苦手だなと思ったことはどのようなことでしたか。上司から要望されたけれどうまくできなかったことはありましたか。それぞれ洗い出してみましょう。そして、まずは、あなたが長年培い、身につけたもの、すなわち、あなた自身の武器（強み）を理解し、今後に向けてのそれらの効果的な出し方や使い方を吟味してみましょう。また、一方で、ご自身でも苦手で自分の課題だと感じているが、自分の立場として求められてくるようなこと――それらをどのように今後向上させていけばよいのかも考えてみましょう。良いアイディアが出なければ、これまでのあなたの仕事ぶりを傍で見てきてくれた上司や先輩に相談なさってみてもよいでしょう。今の職場のなかで、あなたに期待される役割や要望点については、新係長にヒアリングするというかたちで聞いてみるのもひとつの方法です。今の期待や要望に合わせて、たくさんあるご自身の武器を使っていくことを考えていきましょう。

後輩が自分の上司になったとしても、それであなたのキャリアがおしまいになったわけでも、会社人生の将来が全て断たれたわけでもありません。あなたが職場の中核社員であることに変わりはありません。「人と比較したり、自分の欠点を苦にしたりするのでなく、自分に与えられたものを最高に発揮して生きること」を自己実現といいます。欲求階層理論を提唱したマズロー(A. H. Maslow)は、自己実現は人間の最も高次の欲求であるとしています。今後あなたが、あなたらしさを活かして、あなたのいる会社を通してどのようなことを達成していきたいのか、あなたの自己実現もこの機会にじっくりと考えてみてはいかがでしょうか。あなたはまだ三〇代。この先のキャリアはさまざまな可能性があるはずです。

今回は、あなたに、これまでのキャリアを振り返り、これからは新しいあなたになって今後のキャリアを歩んでいくための「機会」が与えられているのだと捉え、明日からは前を向いて、仕事をしていただきたいと思います。

これまでのあなたを振り返り、新しいあなたになるための機会です。

TOPICS

生活、仕事、職場の変化にご用心

自分を取り巻く環境が変化することは私たちにとってストレスとなります。それが自分にとってよいことであっても、そうでなくてもストレスなのです。変化の度合いが大きかったり、変化が重なったりすると、ストレス度も大きくなり、その結果、心身のバランスを崩し、それが身体面や気分の面での違和感として現れることも少なくありません。

ちなみに、心理学者のホームズとラーエ（Holms & Rahe, 1967）が、人生におこる出来事（life event）が引き起こす生活の変化の程度と、その変化への適応にかかる時間の長さが疾病を発現させると考え、社会再適応評価尺度（表４）を作成しました。普段の生活に戻るまでのエネルギーの量をストレスとみなし、その大きさを数値で示したのです。数値が大きいほどストレス度が強いことを示しますが、たとえば､｢配偶者の死」は一〇〇点､｢怪我、病気」は五三点､また､多くの場合〝おめでとう〟と言われることの多い「結婚」は五〇点､｢優れた業績」は二八点となっています。つまり、悪いと思えることだけでなく、良いことと思えることでも、私たちにとってのストレスとなるのです。彼らは、この数値の合計がその後の疾病発現率と相関があることを明らかにしました。この尺度に関しては、個々のできごとの受け止め方やストレスへの対処法などが個人によって異なる側面もあるため、一概にはいえないという反論もありますが、人生で遭遇するさまざまな事件は「急性ストレッサー」であり、確立された生活の形式が変化し、再び適応するためには多大なエネルギーを消費することを教えてくれています。

事例にみられるように、職場においても、働く人の身の回りにはさまざまな変化が起こり得ます。生活上の変化と職場や仕事における変化が重なれば、より心理的負荷は大きくなるでしょう。もしも、心身の違和感に気づいたら、休養や受診など、早めに対処することが大切です。受診については、身体に違和感が生じているところを診てもらえる病院を受診します。そして、なんらかの診断、処方が出れば、それに従って治療を進めますが、治療しても不調が続いている場合や検査をしても異常がみられない場合は、心療内科や精神科を受診することも有効です。寝つきが悪い、途中で目が覚める、早く目が覚めてしまって眠れないなど、睡眠のリズムが乱れているときも、心療内科や精神科で相談してみるとよいでしょう。心身のバランスが崩れているときは、人生における大きな決断は保留にし、まずは体調を整えることが先決です。

表4　社会再適応評価尺度（出典）Holmes & Rahe, 1967

生活の出来事	ストレスの評価点	生活の出来事	ストレスの評価点
1 配偶者の死	100	23 子供が家を去っていく	29
2 離婚	73	24 しゅうと（め）とのいさかい	29
3 夫婦の別居	65	25 優れた業績をあげる	28
4 刑務所などへの拘留	63	26 妻の就職、復職、退職	26
5 近親者の死	63	27 本人の復学、卒業	26
6 本人の怪我や病気	53	28 生活条件の変化（家の新改築、環境悪化）	25
7 結婚	50	29 生活習慣を変える（禁煙など）	24
8 失業	47	30 職場の上司とのトラブル	23
9 夫婦の和解	45	31 勤務時間や勤務条件の変化	20
10 退職や引退	45	32 転居	20
11 家族が健康を害する	44	33 学校生活の変化	20
12 妊娠	40	34 レクリエーションの変化	19
13 性生活がうまくいかない	39	35 教会（宗教）活動の変化	19
14 新しく家族のメンバーが増える	39	36 社会活動の変化	18
15 合併・組織変更など勤務先の大きな変化	39	37 1万ドル以下の抵当（借金）	17
16 経済状態の変化	38	38 睡眠習慣の変化	16
17 親友の死	37	39 家族・親族の集まりの回数の変化	15
18 職種替えまたは転職	36	40 食習慣の変化	15
19 夫婦の口論の回数の変化	35	41 休暇	13
20 1万ドル以上の抵当（借金）	31	42 クリスマス	12
21 抵当流れまたは借金	30	43 ちょっとした法律違反	11
22 仕事上の責任の変化	29		

（出典）金井篤子訳『産業・組織心理学』朝倉書店、二〇〇六、127pより作成

26 管理者としてやっていく自信がもてません。

四〇歳になったばかりの男性です。これまで入社以来ずっと車両整備の現場一筋で働いてきました。整備技術と体力には誰にも負けない自信があります。最近、昇進して所属部署の責任者になり、部下の育成とデスクワークが一気に増えました。もともと対人関係が苦手な上に教え方もよくわからないので、自分でやった方が早いと思ってしまいます。さらにデスクワークはこれまでやった経験がなく、全くはかどりません。そのためつい現場の仕事に逃げ込んでしまうので、処理するべき書類が山積みになってしまい、近頃は、出勤するのがだんだん嫌になってきました。こんなことではいけないと思いますが、どうしても仕事から逃げたくなってしまいます。私はどうすればいいのでしょうか?

(管理職、男性、四〇歳)

長年現場一筋で頑張ってきたあなたにとって、今回の昇進は手放しで喜べないものがありそうですね。実は多くの人が同じような問題で悩んでいます。昇進による責任の増加や職務内容の変化によって、体調を崩し発症するうつ病は、俗に「昇進うつ」と言われています。

一般にうつ病は、心理的・身体的ストレスの影響を受けて発症することが多いので、仕事内容の変更や職場の異動、住まいの引っ越しなど自分を取り巻く状況や環境の変化を伴う場面でうつ病になることもよくあります。昇進や結婚などのように本来幸せな出来事も、当人にとっては大きな環境の変化を伴うため、強いストレスを受けることがあります。そしてそのことに本人が気付いていない場合、体調や気分が優れない原因がわからず、よりいっそう不安を抱きやすくなってしまいます。

こうしたときに大切なのは、まず自分自身が今、キャリアの「過渡期」にいることを自覚しておくことです。長い人生のなかには卒業、就職、転勤、転職、退職などさまざまな節目があります。こうした節目は私たちが好むと好まざるとにかかわらずやってきて、ときとして難しい選択と適応を迫ります。このとき私たちは強いストレスを感じますが、逆にこの節目を上手に乗り越えると大きな成長につながります。

節目を乗り越える過渡期をウィリアム・ブリッジス（William Bridges）は、「トランジッション」と呼び、何かが終わる段階、ニュートラルゾーン、そして何かが始まる段階に分けて説明しています。大切なことは、まず自分が変化の時期――節目の時期を迎えていることに気づくことです。変化するということはこれまでの何かが終わることを意味しますが、それは新しい何かの始まりでもあります。慣れ親しんだ環境から離れることは強い不安を感じさせますが、この不安は次のステージに進むためには必要です。不安があるからこそ人は慎重に振り返り、吟味し、そして安全な一歩を踏み出すことができるのです。不安を避けようとせず、自然に受け止めてみましょう。

そして、これまであなたが歩んできた道を振り返ってみてください。そこにはこれまでにあなたが身につけてきた知識やスキル、そして自信があることに気づくことでしょう。あなたは、今、責任者になったことで、いつも以上に肩に力が入りすぎているのかもしれません。職場のリーダーになったからと言って、すぐに上手に後輩を育成できるようになるわけではありません。あなた自身も、迷いながら少しずつ部下とともに成長してリーダーになって行けば良いのではないでしょうか。あなたには間違いなく、これまでの仕事で培ってきた貴重な経験があります。あなたが迎えている変化の時期には、どうしても先ばかり見て過去を振り返ることを忘れがちです。不安なときこそじっくりと自分と向き合い、これまで自分が培ってきたものを振り返るとともに、忘れないようにしましょう。きっとそれらは、あなたが新しい環境へ一歩を踏み出す勇気を与えてくれることでしょう。

また、慣れない書類の処理は、「できないのではなく、まだ慣れないだけ」と考えて、今は自分に新たな能力を身に着けることが求められていると理解して、焦らず一つ一つ取り組んでいきましょう。それでも、どうしても気ばかり焦りうまく進まないようでしたら、上司など経験者に相談しコツを伝授してもらうなど、周囲の力を借りることも大切です。

体調についても、不眠や気分の落ち込みが続くときは、早めに精神科を受診しましょう。

不安で当然、成長の時期なのです。

27 何かにつけて「モチベーション」を口にする若手にはどう接していけばいいでしょうか。

私は二五年前に新卒で、今の会社に就職しました。同期入社も非常に多い年で、長年苦労もしましたが、今年、ようやく管理職になることができました。今日は、最近ずっと気になっていたことがあり、相談しようと思います。

それは、特に最近の若手社員、これは男女に限らないのですが、新入社員の時期を過ぎたあたりから、例えば仕事の成果が挙げられなかったり、能率が悪くて残業をしなくてはならない状態になったりしてくると、口を揃えて「モチベーションが上がらないです」と訴えてくるということです。また、先日、その若手社員たちの面談をやったときにも、「最近、モチベーションがあがりません。どうしたらよいでしょうか?」とダイレクトに「モチベーション」を話題に挙げるメンバーが相当数います。

いったい、モチベーションというものは、何者なんでしょうか? 新米管理職として彼らのモチベーションというものを上げるためにはどのような手伝いができるのか教えていただきたいと思います。

（管理職、男性、四八歳）

「モチベーション」という言葉は、最近、職場で若手を中心によく出てくる言葉ですね。もともとは心理学の概念で、仕事においてのモチベーションは、ワーク・モチベーション（仕事に取り組む動機づけ）と呼ばれ、国内外ですでに膨大な研究が蓄積されています。

ワーク・モチベーションの理論をもとに考えますと、彼らの「モチベーションが上がりません」

という発言は、「仕事の上で何らかの不満（不満要因）がある状態」と考えることができます。

二〇代の若者世代――特にいわゆる「ゆとり世代」とバブル景気を経験している中高年世代では、価値観や労働観が異なると考えられます。「ゆとり世代」は、個人生活の重視や「コスパ」感覚や仲間からの承認を重視するという特徴が見られるという指摘があります（原田、二〇一三）。例えば、顧客や職場関係者から理不尽な対応を受けていると感じている、あるいは職場関係者に自分の努力や苦労、成果が理解されていないという思いが、「モチベーションが上がらない」という発言の背後にあるということはないでしょうか。「ゆとり世代」はコスパ重視ですから努力と報酬の不均衡には敏感でしょうし、個人生活重視という価値観をもっていれば、たとえ自分のせいであっても残業の毎日だと不満が募るかもしれません。また、若者世代全般に「周囲からの承認」はモチベートするための重要な要因のひとつでしょう。

このように、目には見えませんが、心理的なストレス要因は彼らのモチベーションに悪影響を与えている可能性があります。慢性的に「努力しているのに報われない」状態に彼らが陥っていないかどうか、彼らの労働観もふまえて、モチベーションを阻害する要因を検討してみてはいかがでしょうか。具体的に職場のストレス要因を捉えるためにツール（調査票）も存在しています（ＴＯＰＩＣＳ参照「日本語版　努力‐報酬不均衡モデル調査票」）。個別の面談と合わせて、職場の現状を量的に把握し改善策を考えることも、手立てのひとつになるかもしれません。

若者の労働観もふまえて、モチベーション低下の要因を探り、対処していきましょう。

TOPICS

努力－報酬不均衡モデル

ドイツの社会学者 Siegrist が提唱した「努力－報酬不均衡モデル」という考え方があります。職業生活において、「ストレスフル」な状態とは、費やす努力とそこから得られるべき、もしくは得られることが期待される報酬が釣り合わない「高努力／低報酬状態」であるとされています。つまり、「努力しているのに報われない」状態が続くと、慢性ストレッサーになるというのです。

このモデルをもとにした調査票を日本語に訳した「日本語版　努力‐報酬不均衡モデル調査票」（堤、二〇〇七）があり、「努力」と「報酬」の二つの軸をもとに職場の慢性的なストレス状態を把握しようとするものです。職場の目に見えないストレス要因を把握し、職場環境の改善に役立てるものです。以下は、各尺度の測定内容です。

・「努力」を測定する尺度――仕事の要求度、責任、負担

・「報酬」を測定する尺度――心理的な尊重、職の安定性や昇進、金銭や地位

この調査票は、職場の労働者に調査項目（アンケート）に回答してもらい、算出方法に従って採点し、職場単位のストレスリスクを測定します。実施にあたっては、活用マニュアルを熟読し、産業保健スタッフと連携して実施することが薦められています。

目に見えない、慢性的なストレス要因のために、部下を強いストレス下に晒してしまうこともありますので、このようなモデルの理解もあわせて、職場の環境改善や若手との接し方について考えていきたいものです。

あとがき

筆者らのグループは、筑波大学大学院教育研究科カウンセリング専攻カウンセリングコースに在学した当時のゼミ仲間である。筑波大学大学院は夜間修士課程で、会社員、自衛官、ナースと皆、さまざまな仕事をもちながら学んだ。修了してからもたびたび同窓会を開き集まっては各自の問題意識などを意見交換するようになった。そんななかで二〇一一年頃から「働く人は、はたして職場で快適に（機嫌よく）働けているのか」という問いについてグループで話し合うようになり、次第に筆者らが学んだカウンセリングが働く人への支援にどのように効果的に機能できるのか、その社会的意義は何かという議論に膨らんでいった。

長引く不況の時代のなかで、経済・雇用環境の変化を経験し、閉塞感、不安感、を感じながら働く人々に、学んできたことが役に立てないのかという問いについて、筆者らが行き着いた結論は本書をまとめ、世に出すことであった。

大学院を修了してちょうど一〇年が過ぎようとしていた。学んだことを活かしてキャリアの方向転換をする者もあり、それぞれが自分の持ち場で「人を支援、育成する」という経験を熟成させていた。それぞれの一〇年の経験の集大成をまとめ、世のため人のために何らか寄与できればという思いがモチベーションになった。独善的かもしれないという思いと「それ、欲しい！」という周りの励ましの狭間で揺れ、作業が滞ることもあったが、今回、奇跡的ともいえるご縁に恵まれて本書を刊行することができたのは、幸運としか表現することができない。

本書が読者の職業生活上の問題解決のヒントになれば、また、職場で部下を支援する立場の方にはひとつの着想となれば、カウンセラーの方には議論のきっかけとなれば、そして、学生の人には（社会に出ることが不安になるかもしれないが）その不安がワクチン効果をもたらすことができれば、筆者らにとってこの上ない喜びである。

また、筆者らが出会ったきっかけとなったゼミの指導教授・恩師である渡辺三枝子先生から受けた大学院時代の薫陶により、「カウンセリングは日本の産業社会にどのような存在意義がはたせるのか」という問題意識をもち続けることができ、そして、「社会のなかでその人なりに最高に機能できる自発的で独立した人として自分の人生を歩むようになること」（カウンセリングの究極的目標）は、そのまま先生からの教えとして修了してからも我々の心のなかにあり続け、本書刊行の原動力になった。あらためて渡辺三枝子先生に感謝を申し上げます。

最後に、本書の刊行を快く引き受けてくださった金剛出版社長の立石正信氏と、遅筆の編者を温かく励まし続けてくださった編集担当の中村奈々氏に心から御礼を申し上げます。

二〇一五年　早春

執筆者一同

引用・参考文献

浅川希洋志「楽しさと最適発達の現象学―フロー理論」鹿毛雅治編『モティベーションをまなぶ12の理論』金剛出版、二〇一二

蘭千壽『変わる自己変わらない自己』金子書房、一九九九

上田光江「産業カウンセリングの発達」杉溪一言編、日本産業カウンセリング学会監修『産業カウンセリングハンドブック』金子書房、二〇〇〇

大沢武志『採用と人事測定』朝日出版社、一九八九

大沢武志『心理学的経営―個をあるがままに生かす』ＰＨＰ研究所、一九九三

大西守、島悟編『改訂　職場のメンタルヘルスハンドブック』学芸社、二〇〇九

大西守、廣尚典、市川佳居編『職場のメンタルヘルス１００のレシピ』金子書房、二〇〇六

大野裕『はじめての認知療法』講談社現代新書、二〇一一

岡田昌毅『働くひとの心理学―働くこと、キャリアを発達させること、そして生涯発達すること』ナカニシヤ出版、二〇一三

帯津良一『人の哀しみがわかる医者になってほしい』イースト・プレス、二〇一二

鹿毛雅治「好きこそものの上手なれ―内発的動機づけ」鹿毛雅治編『モティベーションを学ぶ12の理論』金剛出版、二〇一二

金井篤子「キャリア開発と組織のストレス」古川久敬編『産業・組織心理学』朝倉書店、二〇〇六

金井壽宏『働くひとのためのキャリア・デザイン』ＰＨＰ新書、二〇〇二

金井壽宏『リーダー育成の連鎖（経済教室）』日本経済新聞、二〇〇八年九月一七日号

木村周『キャリア・コンサルティング理論と実際』雇用問題研究会、二〇一〇
厚生労働省／中央労働災害防止協会『職場のソフト面の快適化のすすめ』
國分康孝『カウンセリングの技法』誠信書房、一九七九
國分康孝『カウンセリングの理論』誠信書房、一九八〇
國分康孝編『カウンセリング辞典』誠信書房、一九九〇
國分康孝『カウンセリングの原理』誠信書房、一九九六
Kolb, D.A.『Experiential Learning: Experience as the source of learning and development』Prentice-Hall, 1984
斎藤学編『アルコール依存症に関する一二章―自立へステップ・バイ・ステップ』有斐閣新書、一九八六
産業・組織心理学会編『産業・組織心理学ハンドブック』丸善、二〇〇九
下山晴彦編『よくわかる臨床心理学』ミネルヴァ書房、二〇〇九
末武康弘「カウンセリングとサイコセラピー」日本産業カウンセラー協会編『産業カウンセリング』日本産業カウンセラー協会、二〇一二
杉渓一言、中沢次郎、松原達哉、楡木満生編著『産業カウンセリング入門（改訂版）―産業カウンセラーになりたい人のために』日本文化科学社、二〇〇七
総務省『平成二四年度就業構造基本調査』、二〇一二
高橋祥友『自殺の危険（第三版）―臨床的評価と危機介入』金剛出版、二〇一四
高橋祥友、福間詳『自殺のポストベンション―遺された人への心のケア』医学書院、二〇〇四
田中勝男「第三章　組織内の人間関係を活用した人材育成」岡田昌毅、小玉正博編『生涯発達の中のカウンセリングⅢ―個人と組織が成長するカウンセリング』サイエンス社、二〇一二

Csikszentmihalyi, M.『Flow: The psychology of optimal experience』Harper and Row, 1990（今村浩明訳『フロー体験　喜びの現象学』世界思想社、一九九六）

築山節『脳から変えるダメな自分―「やる気」と「自信」を取り戻す』ＮＨＫ出版、二〇〇九

堤明純『日本語版　努力―報酬不均衡モデル調査票』http://www.mental.m.u-tokyo.ac.jp/jstress/ERI/、二〇〇七

中山和彦、小野和哉『図解　よくわかる大人の発達障害』ナツメ社、二〇一〇

西尾和美『リフレーム―一瞬で変化を起こすカウンセリングの技術』大和書房、二〇一二

日本産業カウンセラー協会編『産業カウンセリング』日本産業カウンセラー協会、二〇一二

二村英幸『個と組織を生かすキャリア発達の心理学』金子書房、二〇〇九

Herzberg, F.『Work and the Nature of Man』Cleveland, World Pub. Co., 1966（北野利信訳『仕事と人間性：動機づけ―衛生理論の新展開』東洋経済新報社、一九六八）

Hamilton, D.『Why Kindness is Good For You』HayHouse, 2010（有田秀穂監訳『「親切」は驚くほど体にいい！』飛鳥新社、二〇一一）

原田曜平『さとり世代―盗んだバイクで走り出さない若者たち』角川ＯＮＥテーマ21、二〇一三

廣尚典『要説　産業精神保健』診断と治療社、二〇一三

Pink, D. H.『Drive: The surprising truth about what motivations us』Riverhead Books, 2009（大前研一訳『モチベーション3.0―持続する「やる気！」をいかに引き出すか』講談社、二〇一〇）

藤原俊通『組織で活かすカウンセリング―つながりで支える心理援助の技術』金剛出版、二〇一三

藤原俊通、高橋祥友『自殺予防カウンセリング』駿河台出版社、二〇〇五

Holland, J. L.『Making Vocational Choices』Prentice-Hall, 1985（渡辺三枝子、松本純平、館暁夫訳『職業

選択の理論』雇用問題研究会、一九九〇）
Holland, J. L.『Making vocational choices: A theory of vocational personalities and work environments (3rd ed.)』Psychological Assesment Resouses, Inc., 1997
松山一紀『組織行動とキャリアの心理学入門』大学教育出版、二〇〇九
宮城まり子『キャリアカウンセリング』駿河台出版社、二〇〇二
山口裕幸、金井篤子編『よくわかる産業・組織心理学』ミネルヴァ書房、二〇〇七
渡辺洋『心理検査法入門―正確な診断と評価のために』福村出版、一九九三
渡辺三枝子「キャリア・カウンセリング」國分康孝編『カウンセリング辞典』誠信書房、一九九〇
渡辺三枝子、E. L. Herr『キャリアカウンセリング入門―人と仕事の橋渡し』ナカニシヤ出版、二〇〇一
渡辺三枝子『新版カウンセリング心理学―カウンセラーの専門性と責任性』ナカニシヤ出版、二〇〇二
渡辺三枝子編著『オーガニゼーショナル・カウンセリング序説―組織と個人のためのカウンセラーをめざして』ナカニシヤ出版、二〇〇五
渡辺三枝子編著『新版キャリアの心理学―キャリア支援への発達的アプローチ』ナカニシヤ出版、二〇〇七
渡辺三枝子編『キャリアカウンセリング再考―実践に役立つQ&A』ナカニシヤ出版、二〇一三

■編著者

宮脇　優子
（第1部）
（第2部）
武蔵野大学人間科学部人間科学科、通信教育部兼任講師、民間企業カウンセラー
早稲田大学第一文学部（英文学専攻）卒業後、株式会社リクルート（現 株式会社リクルートホールディングス）、株式会社人事測定研究所（現 株式会社リクルートマネジメントソリューションズ）に勤務し、新卒採用広報企画、人事アセスメント・人材育成、人事制度構築に関わる法人営業及びコンサルティングに一八年間従事。二〇〇二年より民間企業にて働く人を支援するカウンセラーとして活動を始め、現在に至る。二〇〇三年～二〇一一年まで財団法人女性労働協会「女性と仕事の未来館」特別相談員として働く女性・働きたい女性のキャリアカウンセリングに従事。二〇〇六年に武蔵野大学人間科学部、通信教育部に着任、現在に至る。これまでカウンセリングにて援助してきた人は四〇〇〇人を超える。二〇〇二年筑波大学大学院教育研究科カウンセリング専攻カウンセリングコース修了。

■分担執筆者

岸本　智美
（第2部）
公立大学法人横浜市立大学学務・教務部保健管理課カウンセラー
筑波大学第二学群人間学類卒業後、株式会社ナガセ、株式会社日本能率協会マネジメントセンターに勤務。大手メーカーにて従業員のカウンセリング、研修業務、商品開発業務に従事した後、現職。二〇〇二年筑波大学大学院教育研究科カウンセリング専攻カウンセリングコース修了。

田中　勝男（第2部）
公認会計士田中勝男事務所代表　中央大学総合政策学部非常勤講師
中央大学商学部会計学科卒業、中央大学大学院経済学研究科博士前期課程修了。アーサーアンダーセンを経て、キャリアカウンセラーとして学生や社会人のキャリア支援、ビジネスコンサルタントとしてベンチャー企業の組織開発に従事。二〇〇二年筑波大学大学院教育研究科カウンセリング専攻カウンセリングコース修了。

藤原　俊通（第2部）
陸上自衛隊東北方面隊メンタルサポートセンター　センター長
防衛大学校（管理学）卒業後、陸上自衛隊入隊。戦車部隊に勤務の後、自衛隊中央病院精神科にて心理幹部（カウンセラー）として勤務。陸上自衛隊北部方面隊メンタルサポートセンター　センター長を経て現職。二〇〇二年筑波大学大学院教育研究科カウンセリング専攻カウンセリングコース修了。

吉村恵美子（第2部）
国際医療福祉大学小田原保健医療学部看護学科教授
神奈川県立平塚看護専門学校卒業。神奈川県立病院看護師として勤務の後、母校での看護教員、神奈川県立看護教育大学校看護教員養成コース専任教員、川崎市立看護短期大学教授を経て現職。二〇〇二年筑波大学大学院教育研究科カウンセリング専攻カウンセリングコース修了。

働《はたら》く人《ひと》へのキャリア支援《しえん》
——働《はたら》く人《ひと》の悩《なや》みに応《こた》える27のヒント——

2015年 2月20日　発行
2021年12月10日　3刷

編著者　宮脇　優子
発行者　立石　正信

発行所　株式会社　金剛出版
〒112-0005　東京都文京区水道1-5-16
電話 03-3815-6661　振替 00120-6-34848

印　刷　シナノ印刷
イラストレーション　エム ナマエ
装　丁　臼井　新太郎
本文組版　志賀　圭一

ISBN978-4-7724-1414-2　C3011